Stoffwechsel anregen & Hypnose

Die Superkombi um erfolgreich schnell abzunehmen

Anja Winkelmann

Einleitung 7

Über dieses Buch 10

TEIL 1 13
Stoffwechsel 13
  Was ist der Stoffwechsel 13
  Was bremst den Stoffwechsel 15
  Unregelmäßiges Essen 17
  Nicht frühstücken 17
  Alkohol 18
  Zucker 20
  Diät-Durcheinander 22
  Light-Produkte helfen beim Abnehmen 23
  Wenn ich abends nichts esse, nehme ich leichter ab 24
  Wenn ich wenig esse, nehme ich schneller ab 25
  Nur keine Kohlenhydrate 26
  Lebensmittel mit Negativkalorien 26
Unser täglich Brot? 28
  Die Entwicklung des Essens im Industriezeitalter 28
  Eiweiße 32
  Kohlehydrate 33
  Fette 37
Was du noch tun kannst, um deinen Stoffwechsel anzukurbeln 39
  Bewegung: 39
  Trinken: 40
  Stress reduzieren 41

TEIL 2 43
Die Psychologie des Abnehmens 43
  Warum funktionieren die meisten Diäten nicht? 43
  Der Jojo Effekt 44
  Ungeduld & Stress 45
  Emotionales Essen 47
  Glaubenssätze 53
  Gewohnheiten 57
  Morgen, morgen, nur nicht heute 60

Teil 3 .... **62**
  Hypnose **62**
    Wie funktioniert Hypnose? 62
    Man ist fremdgesteuert 64
    Man bekommt während der Hypnose nichts mit 64
    Man kann sich an nichts erinnern 65
    Ich glaube, ich bin dazu nicht geeignet 66
  Selbsthypnose **67**
  Die Trance **67**
  Unser Unterbewusstsein **69**
  Nachahmen und wiederholen **73**
    Affirmation /Suggestion 76
    Innere Bilder 79
    Deine Gefühle 80
    Gefühle verankern 83
    Die Struktur der Hypnose 85
    Body Scan 88
    Klassische Einleitung 90
    Pica-Pica-Atmung 91
  Dauer **92**
  Woran erkenne ich, ob ich in Trance bin? **93**
  Fremdhypnose und Selbsthypnose **95**
  Blockaden **95**

Zum Abschluss **97**
  Über die Autorin **98**

Für alle Klienten, die mir ihr Vertrauen geschenkt haben.
Danke von Herzen!

Einleitung

Lieber Leser, liebe Leserin,

Herzlichen Glückwunsch zu deinem Entschluss, etwas für dich, deine Gesundheit und dein Wohlbefinden zu tun! Ich verspreche dir, dass du mit dem Kauf dieses Buches eine gute Entscheidung getroffen hast. Du hast dich nämlich für dich entschieden. Und egal wie weit dein Weg sein mag, ob du 3 kg abnehmen möchtest oder 30 kg oder vielleicht sogar noch mehr - du hast den ersten wichtigsten Schritt schon gemacht.

Zunächst: Du bist nicht allein! Um genau zu sein: Wenn du mit deinem Gewicht nicht zufrieden bist und dir deine Waage das auch widerspiegelt, dann könnte man das heute leider fast schon als normal bezeichnen. Als die Norm. Also der Durchschnitt unserer mitteleuropäischen Bevölkerung.
Das Problem ist, dass die meisten Menschen sich falsch ernähren. Im Normalfall essen sie zu fett und zu süß.
Der Pro-Kopf-Verbrauch an Zucker beträgt pro Jahr in Deutschland 35 kg! Das sind 35 Pakete Zucker! Stell dich doch das nächste Mal im Supermarkt vor das Regal und schau dir mal diese Menge an! Was für ein Berg!
Die Deutsche Gesellschaft für Ernährung e.V. stellte in ihrem letzten Bericht (2017) folgende Ergebnisse vor:
59% der Männer und 37% der Frauen in Deutschland sind übergewichtig.
Wow, das ist mal eine Hausnummer, möchte man da fast sagen. Aber nur, weil es mittlerweile fast normal ist, ist es eben noch lange nicht gesund.

Diese beeindruckenden Zahlen weisen darauf hin, dass es eine riesige Menge von Menschen betrifft. Das Problem dabei ist, dass wir uns oftmals gar nicht bewusst sind, dass wir uns falsch ernähren.

Unser Industriezeitalter bringt es mit sich, dass wirklich überall Zucker enthalten ist. Wenn man nicht sehr informiert ist, kippt die Waage einfach in den roten Bereich, obwohl wir mengenmäßig vielleicht gar nicht so viel und essen.

Voller Panik beginnen wir mit Low Fat, Low Carb, Schlank im Schlaf, Teilzeit-Fasten und Co., um wieder aus dem Alarmbereich herauszukommen.

Kaum sind wir mühsam von unserem "Gewichtsgebirge" auf "Normalnull" geklettert, fallen wir wieder in alten Muster zurück und das Spiel beginnt von vorn.

Genau aus diesem Grund verfolgt dieses Buch einen anderen Ansatz.

Warum kippen wir immer wieder zurück und fallen im schlechtesten Fall auch in den berühmten Jo-Jo-Effekt? Ganz einfach, weil wir immer noch der gleiche Mensch sind, der wir waren, als wir übergewichtig waren, und weil sich unser Inneres nicht unserem Ziel angepasst hat. Mit Müh und Not konnten wir unsere Diät bis zum Ziel durchhalten (wenn überhaupt), aber die Zeit danach, die löst sich irgendwie in Wohlgefallen auf.

Dieses Buch besteht aus drei Teilen.

Im Teil 1 erhältst du wichtige Informationen über deinen Stoffwechsel und wie du ihn ankurbeln kannst.

Der 2. Teil ist der Psychologie des Abnehmens gewidmet.

Und im 3. Teil lernst du, wie die Hypnose dich dabei unterstützen wird, dauerhaft abzunehmen.

Obwohl das Thema Hypnose erst im letzten Teil des Buches zu finden ist, möchte ich dir dennoch schon jetzt deinen

Link für deine Bonus Hypnose geben. Je früher du anfängst,
zu deinem neuen Ich zu werden, desto leichter wirst du es
haben, zu einer gesunden und schlankmachenden
Ernährung überzugehen.

Dazu folge einfach diesem Link:

www.avicosa.de/bonus

Also, bist du bereit, einmal etwas Neues auszuprobieren?
Bist du bereit, neue Weg zu beschreiten und nicht mehr
länger unzufrieden zu sein mit deinem Körper?
Dann können wir ja loslegen!

Schön, dass du da bist.
Packen wir es an.

Deine Anja Winkelmann

Über dieses Buch

Wir sind alle nur Menschen. Und Menschen sind durchaus auch mal skeptisch. Gerade was den Bereich des Abnehmens betrifft. So werden doch hier und da "Wunderkuren" versprochen, die entweder nichts bringen oder sogar ungesund sind.
Diese Skepsis ist absolut angebracht und legitim.
Weil ich weiß, wie wichtig dir das Abnehmen ist und dass du dieses Unzufriedenheit stiftende Thema endlich lösen möchtest, ist es notwendig, dass du mir vertrauen kannst. Das kannst du aber nur (und das ist gut so), wenn du weißt, wer ich bin und warum ich mich berufen fühle, dieses Buch zu schreiben.

Mein Name ist Anja Winkelmann, ich bin seit über 10 Jahren als Coach und Therapeutin tätig. Mein Arbeitsschwerpunkt ist die Hypnotherapie. Warum ich mich dafür entschieden habe, gerade Hypnose anzubieten? Weil es meiner Meinung nach mit Abstand die beste Methode ist, um unser Verhalten nachhaltig zu verändern. Meine erste Berührung mit Hypnose hatte ich vor etwa 20 Jahren. Damals hatte ich eine berufliche Herausforderung, die mich sehr unsicher machte. Ich bekam, wann immer mich jemand ansprach, der mir vorgesetzt war, rote, nervöse Flecken am Hals. Das führte dazu, dass ich immer Rollkragen-Pullover oder Schals trug. Irgendwann wurde mir die Sache zu blöd und ich entschloss mich, etwas dagegen zu unternehmen.
Denn die Flecken waren ja auch nur ein Symptom für etwas Anderes, wie du später noch lernen wirst.
Nach etwas Recherche entschloss ich mich zu einer Hypnosesitzung. Ich kann gar nicht mehr so genau sagen, wie mein heutiger Kollege vorgegangen ist. Aber was ich

weiß, ist, dass die Flecken ab diesem Tag nicht mehr
auftauchten, und ich spürte ein wundervolles Gefühl der
Leichtigkeit. Ich hätte die Welt aus den Angeln heben
können.

Mit dieser Erfahrung war ich mit dem Hypnose-Virus
infiziert. Ich las, was der Markt hergab und folgte diesem
Weg, bog mal links oder rechts ab, kam aber im Kern
meiner Arbeit immer wieder zur Hypnose und
hypnoseähnlichen Methoden zurück. Ich absolvierte
zahlreiche Ausbildungen und legte meine Ausbildung zur
Heilpraktikerin für Psychotherapie ab.
Ich verließ meinen alten Job und eröffnete eine
Privatpraxis, in der ich bis heute mit Freude und
Leidenschaft arbeite.

Ich habe in diesen 20 Jahren mit der Hypnose so viele
erstaunliche Dinge erlebt, dass ich sie gar nicht aufzählen
könnte. Was mich an dieser Arbeit Tag für Tag fasziniert, ist
die Fähigkeit des Menschen, sich immer wieder neu zu
definieren und zu verändern.
Uns steht in der Regel nichts im Weg, außer wir uns selbst.
Und meiner Erfahrung mit vielen tausenden Klienten nach,
kann Hypnose uns helfen, diesen Weg frei zu machen.

Dabei ist es egal, ob es um psychische Erkrankungen geht
oder um unser Körpergewicht.
Hypnose kann es uns enorm erleichtern, unser
Essverhalten zu ändern und damit schlank zu werden. Dies
belegen zahlreiche Studien aus den USA und auch die
Universität Tübingen konnte in einigen Studien aufzeigen,
dass Menschen ihr Gewicht nachhaltig mit Hypnose senken
konnten.
Ich freue mich, mit diesem Buch meine Leidenschaft für
diese wundervolle Methode mit dir teilen zu dürfen. Denn

ich weiß, wie aufreibend und langwierig der Prozess des
Abnehmens sein kann.
Er kann aber auch überraschend einfach sein. Und genau
das möchte ich dir nun zeigen.

TEIL 1

Stoffwechsel

Was ist eigentlich der Stoffwechsel und warum scheint er
so wichtig für uns zu sein?
Ohne im Detail zu wissen, warum der Stoffwechsel so eine
große Rolle beim Abnehmen spielt, sind die meisten
Menschen ziemlich scharf darauf, den Stoffwechsel
anzukurbeln. Denn dahinter scheint sich so etwas wie ein
Geheimrezept zum Abnehmen zu verbergen.

Zunächst die gute Nachricht: Ja, in der Arbeitsweise
unseres Stoffwechsels liegt unter anderem unser
Abnehmerfolg begründet. Und nochmals ja, wir sind in der
Lage, einen gewissen Einfluss darauf zu nehmen, wie er
funktioniert.

Als Stoffwechsel bezeichnet man die Fähigkeit unseres
Körpers, aus einem Stoff einen anderen zu machen. Also
aus Nahrung Energie zu machen. Wenn wir etwas essen,
wird die Nahrung zerlegt. Aus diesem Zerlegungsprozess
entsteht Energie, die uns zum Leben zur Verfügung gestellt
wird.
Wenn wir jedoch mehr Nahrung zu uns nehmen, als wir
gerade benötigen, scheidet der Körper diese leider nicht
gleich aus, sondern lagert sie in Form von Fett für schlechte
Zeiten ein. Um es mal lustig auszudrücken: Wir haben nicht
einfach nur Übergewicht, wir haben zu viel Energie.

Diese Verstoffwechselung kann langsam geschehen oder
schnell. Als Menschen, die gern abnehmen wollen, sind wir

sehr daran interessiert, dass das schnell geschieht und dass
eben nichts in unsere Fettzellen eingelagert wird. Wir
möchten also auf zwei Arten unseren Stoffwechsel
beeinflussen. Wir möchten, dass er schnell ist, und wir
möchten, dass er nicht so viel einlagern muss.

Obwohl wir als Menschen in den letzten 150 Jahren einen
so großen Schritt in unseren technischen Errungenschaften
gemacht haben, hat unser Körper diese Entwicklung nicht
vollzogen. In unseren innersten Systemen ist noch nicht
wirklich angekommen, dass wir nicht mehr in Höhlen leben
und nur ab und zu genug zu essen bekommen.
Unser Organismus lebt immer noch nach dem Motto:
"Nimm, was du kriegen kannst, und heb es solange auf, wie
es geht." Unser Körper klammert sich regelrecht an unsere
Energiereserven. Dies ist ein Überlebensmechanismus.
Wenn wir also etwas abnehmen wollen, dann müssen wir
uns gewissermaßen wider unsere Natur verhalten.
Wohingegen man aber auch betonen muss, dass wir
Menschen nie als Wesen mit Übergewicht gedacht waren.
Und wenn man sich mal in der freien Wildbahn umschaut,
so findet man dort nie übergewichtige Tiere. Kein Reh der
Welt hat Hüftprobleme, weil es zu viel Eicheln gefuttert
hat.
Und hier kommt unsere moderne Zeit wieder ins Spiel. Die
Industrialisierung hat uns Menschen nicht immer einen
Gefallen getan. Schon gar nicht im Bereich der Ernährung.
Gerade Zucker und Fette (das schauen wir uns später noch
genauer an) sind billig in der Produktion und immer
verfügbar. Wir müssen also einige Tricks anwenden, um
der evolutionären Entwicklung unserer Körper und der
Verfügbarkeit von Nahrungsmitteln zu entsprechen

.

Was bremst den Stoffwechsel

Eine ganz beliebte Ausrede ist häufig: "Ich nehme so schlecht ab, weil mein Stoffwechsel so schlecht ist." Ich hoffe, ich kann ehrlich sein? Wenn man nicht gerade eine Erkrankung hat, die den Stoffwechsel dauerhaft beeinträchtigt wie beispielsweise hormonelle Probleme oder Schilddrüsenerkrankungen, dann ist in der Regel nicht der Stoffwechsel einfach so langsam. Woher soll man das auch selbst wissen? Der Stoffwechsel ist langsam, weil man das Falsche isst oder Fehler macht im Umgang mit sich selbst. Und sobald man dies ändert, ändert sich auch die Stoffwechselrate. Und das ist wiederum eine phantastische Sache.

Ist es nicht toll, dass wir in der Lage sind, unseren Stoffwechsel anzuregen? Ist es nicht wunderbar, dass wir überhaupt in der Lage sind, wieder abzunehmen. Stell dir einmal vor, dass das nicht ginge! Stell dir mal vor, dass die Natur vorgesehen hätte, dass wir überflüssige Energie für immer speichern müssten. Wie würde die Menschheit wohl aussehen, wenn wir immer nur einlagern könnten und nie wieder abnehmen?

Für mich ist das eine absolute Horrorvorstellung. Wir würden nach jedem All-inclusive-Urlaub, nach jedem Buffet und nach jedem Weihnachtsfest immer dicker werden.

Ich bin wirklich sehr dankbar, dass die Natur das anders eingerichtet hat und dass wir selbst in der Lage sind, das Gewicht zu haben, das gesund ist und das wir gern haben möchten. Der Haken an der Sache ist: Wir können es steuern, aber es liegt auch wirklich und ausschließlich an uns. Wir können niemand anderen dafür verantwortlich machen, dass unser Stoffwechsel langsam oder schnell arbeitet, dass wir übergewichtig sind oder eben nicht.

An dieser Stelle möchte ich nun kurz darauf eingehen, dass es einige Dinge gibt, die den Stoffwechsel signifikant verlangsamen. Das sind die sogenannten Stolpersteine auf dem Weg und ich halte sie für so wichtig, weil sie alle Mühen, die man vielleicht ganz diszipliniert über den Tag aufrecht gehalten hat, wieder zerstören können. Auf diese Stolpersteine möchte ich dich im folgenden aufmerksam machen.

Unregelmäßiges Essen

Ja, ich weiß, manchmal ist man so im Stress, dass man
kaum zum Essen kommt. Und vielleicht hat man dann auch
den Gedanken, dass es ja nicht schaden kann, wenn man
eine Mahlzeit auslässt, weil man ja dann Kalorien spart und
man wollte ja sowieso abnehmen. Aber Achtung: Mit dem
unregelmäßigen Essen aktiviert man das Notprogramm im
Gehirn. Allerdings hat das Gehirn evolutionär betrachtet
noch nicht davon Kenntnis erhalten, dass wir wirklich an
jeder Straßenecke etwas zu essen bekommen können.
Es schaltet dann um und lagert ein, was es nur kriegen
kann. Es verlangsamt unseren Stoffwechsel, um diesen
Einlagerungsprozess zu vollziehen.
Unregelmäßige Mahlzeiten sind eine absolute
Stoffwechselbremse und du solltest wirklich dafür sorgen,
wenigstens einen kleinen gesunden Snack (als
Hauptmahlzeit - nicht zwischendurch) zu essen.

Nicht frühstücken

Eigentlich gehört nicht zu frühstücken auch zum
unregelmäßigem Essen, aber ich möchte es dennoch etwas
hervorheben. Denn, wie und ob der Tag mit einem
Frühstück beginnt ist maßgeblich daran beteiligt wie und
ob der Stoffwechsel sich beschleunigt.
Nicht zu frühstücken bringt den Körper wieder in das
Notprogramm von früher.
Das Frühstück spielt aus folgendem Grund eine besondere
Rolle. In der Nacht sind wir zwar nicht körperlich aktiv,
dennoch benötigt unser Körper eine gewisse
Grundversorgung, um unsere Körperaktivitäten aufrecht zu
erhalten. Dabei spielt es keine Rolle, ob diese in der Nacht

heruntergefahren werden. Morgens, wenn wir erwachen,
sind unsere Energiespeicher leer. Jetzt könnte man
denken: Na super, dann verbrenn ich ja Fett aus den
Reserven. Das stimmt zwar. Aber gleichzeitig wird der
Stoffwechsel herunter gefahren, weil wir vermeintlich
wieder in der Notsituation stecken und wir uns auf eine
Hungersnot vorbereiten müssen.

Alkohol

Ein Gläschen in Ehren kann niemand verwehren?
Ich möchte kein Spielverderber sein und trinke auch selbst
gern mal ein Glas Wein. Es gibt etliche Studien, die die
gesundheitlichen Vorteile von Rotwein in den Vordergrund
stellen. Aber leider ist das nur die eine Seite der Medaille.
Fakt ist: Wenn man abnehmen möchte und den
Stoffwechsel unterstützen möchte, ist Alkohol eine wirklich
ungünstige Wahl. Abnehmen zu wollen und Alkohol zu
trinken, macht den Weg nur unnötig schwer. Es ist, als
hätte man eine Bergtour vor sich, und weil es noch nicht
steil genug ist, nimmt man noch ein paar Gewichte im
Rucksack mit.
Wie gesagt, das heißt nicht, dass man nicht mal ein Glas
trinken darf. Aber mach dir bewusst: Wenn du abnehmen
möchtest, erschwerst du dir genau das, indem du Alkohol
trinkst. Alkohol bringt den Stoffwechsel nahezu zum
Erliegen. Ein Grund dafür ist, dass Alkohol ein Gift ist. Dein
Körper hat schlichtweg anderes zu tun, als Fett zu
verbrennen, wenn Alkohol im Blut schwimmt. Es will
zunächst mal das Gift wieder abbauen.
Auch die Kalorienmenge, die Alkohol enthält, ist nicht zu
verachten.

Wenn du es dir also nicht unnötig schwer machen möchtest, verzichte in deiner Abnehmphase auf Alkohol.

Zucker

Oh, welch Überraschung! Zucker macht dick. Ich denke, das ist dir schon klar, aber ich möchte dich einmal darauf aufmerksam machen, dass du wahrscheinlich viel mehr Zucker zu dir nimmst, als du dachtest.
Zucker ist eine billige Zutat in verarbeiteten Speisen. Der Vorteil für den Hersteller, der Zucker in seine Produkte mischt, liegt aber nicht nur im Preis. Vielmehr sorgt der Hersteller dafür, dass sein Produkt schmeckt und dass wir mehr davon haben wollen.
Mach dir einmal den Spaß und geh zu deinem Kühlschrank. Schau mal auf die Zutatenlisten. Du wirst überrascht sein, dass du selbst in Wurst und Aufschnitt Zucker findest. Nur steht dann dort nicht oder nur in den seltensten Fällen Zucker, sondern Worte, die folgende Endungen haben:

...ose oder Sirup oder auch Zusätze aus Malz.

All das zeigt dir, dass es eine Art Zucker in diesem Lebensmittel gibt.
Auch der scheinbar gesunde Fruchtzucker wird gern beigesetzt. Und dennoch, sobald du Zucker zu dir nimmst, hinderst du deinen Stoffwechsel an seiner Arbeit.

Der Grund dafür ist das Insulin. Vielleicht kennst du das von jemandem, der an Diabetes erkrankt ist. Er muss sich Insulin spritzen, um eine Mahlzeit zu sich nehmen zu können. Das Insulin ist dazu da, um den Zucker aus dem Blut weiterzuverarbeiten. Die Insulinproduktion und -ausschüttung übernimmt bei gesunden Menschen die Bauchspeicheldrüse.
Der Haken an der ganzen Sache ist, dass die Fettverbrennung solange aussetzt, wie Insulin im Blut schwimmt.

Je mehr Zucker wir aufnehmen, desto mehr muss auch die Bauchspeicheldrüse Insulin ausschütten. Das wiederum blockiert die Fettverbrennung.
Der Punkt ist der: Je weniger Zucker wir essen, umso schneller ist das Insulin mit seinem Job fertig. Dadurch können wir wieder schneller Fett abbauen.
Um den Stoffwechsel bei der Abnahme zu unterstützen, sollte man also soweit wie möglich auf Zucker und Zuckerzusätze verzichten. Ein kleiner Merksatz dazu:

Viereckiges Essen macht rund!

Viereckig bezieht sich hier auf industriell verpackt. Je mehr du selbst kochst oder auf Industrieprodukte verzichtest, desto leichter hat es dein Stoffwechsel.

Das waren erstmal einige Dinge, die man dringend unterlassen sollte, wenn man seinen Stoffwechsel ankurbeln möchte. Demgegenüber stehen natürlich die Dinge, die die Abnahme und den Stoffwechsel unterstützen.
Ich werde im weiteren Verlauf noch darauf eingehen.
In dem Moment jedoch, wo du ein wenig bewusster mit deinem Zucker- und Alkoholkonsum umgehst und regelmäßig isst, hast du schon die ersten wichtigen Schritte gemacht, um deinen Stoffwechsel zu unterstützen.

Wann immer ich mit Klienten in der Praxis arbeite, um sie dabei zu unterstützen, ihr Gewicht zu reduzieren, kommen häufig Bedenken, ob dieses oder jenes wohl richtig sei.

Soll man denn nun Kohlenhydrate essen oder nicht? Soll man einfach mal das Abendessen ausfallen lassen? Hilft die Kartoffel-Diät oder doch besser die Ananas-Diät?
Das ist doch prima, wenn der Joghurt fettreduziert ist, oder?!

Es gibt bei vielen Menschen eine absolute Unsicherheit darüber, welche Ernährung denn nun gut ist und welche nicht. Ich finde das absolut verständlich. Man muss sich nur einmal die Zeitschriftenauslage an einer Tankstelle anschauen. Nicht ein Titel, der nicht gerade die beste Diät adressiert. Und dabei widersprechen sich die Konzepte oftmals massiv.

Mir ist es an dieser Stelle wichtig, dass wir uns hier nicht auf eine Diät einigen. Also einen Zeitraum, in dem wir eine gewisse Ernährungsform anwenden. Sondern dass du einen Überblick darüber bekommst, was gut für deinen Körper ist und was er braucht. In dem Moment, wo du dies anwendest, wirst du abnehmen. Ich halte es nicht für sinnvoll, irgendeinen Nährstoff zu verteufeln oder zu streichen.
Das ist, als würde man einen Korken mit Kraft und Absicht unter Wasser drücken, sobald wir unsere Aufmerksamkeit nicht mehr darauf richten und ihm unsere Kraft entziehen, taucht er mit einem großen Blubb wieder auf.
Sicher, wir können unser Bedürfnis eine Zeit lang unterdrücken, aber sobald wir uns um etwas anders kümmern oder mal wieder die Hand frei brauchen, taucht

diese Gewohnheit wieder auf. Dies nennen wir dann umgangssprachlich Jo-Jo-Effekt.

Es geht also darum, nicht einfach nur eine Diät zu machen, sondern darum, dass du verstehst, wie dein Körper und dein Stoffwechsel funktionieren und dass du damit besser zurecht kommst und dein Wunschgewicht erreichst und hältst.

Und genau deshalb möchte ich einiges aus dem Diät-Dschungel für dich lichten.
Behalte dabei immer im HInterkopf, dass du gerade keine Diät machst, sondern dass du deine Ernährung wieder in eine natürliche Bahn bringst.

Doch hier nun der Diäten-Dschungel im Überblick.

Light-Produkte helfen beim Abnehmen

Zwar leben wir in Deutschland ja bekanntlich in einem Land mit sehr vielen Regeln, aber der Begriff "light" ist nicht gesetzlich geregelt. Er bedeutet zum Beispiel nicht zwingend, dass das Produkt weniger Kalorien hat. Oft ist es sogar so, dass der Zucker, den das Produkt gehabt hätte, durch etwas anderes ersetzt werden muss. In diesem Fall Fett oder Süßstoff. Denn die zwei bekanntesten Geschmacksträger sind Zucker und Fett. Ich möchte dich an dieser Stelle dazu auffordern, den Mut zu haben, alte Gewohnheiten zu verändern. Das bedeutet nicht, dass du das Gleiche isst und nur durch Light-Produkte ersetzt. Ich möchte dich dabei unterstützen, dass du wirklich etwas anderes isst und nicht einen Ersatz in der gleichen Menge.

Diese These ist richtig und auch wieder nicht richtig. Denn sie zielt auf den Insulinspiegel im Blut ab, den ich vorhin schon erwähnt habe. Natürlich beginnt die nächtliche Fettverbrennung früher, wenn so früh wie möglich kein Insulin mehr im Blut schwimmt. Aber! Deine Abnahme hat natürlich auch etwas mit deiner Energiebilanz zu tun, also der reinen Menge an Aufnahme und Verbrauch von Kalorien.
Ich möchte dir ein Beispiel machen. Stell dir vor, du stehst vor deinem Kleiderschrank und er ist voll mit Sachen. Du findest keine einzige Lücke mehr, um dort etwas unterzubekommen. Du hast aber einen Korb mit frisch gebügelter Wäsche dabei.
Was machst du? Du stellst ihn erstmal davor ab. Und da ist es egal, ob es gerade morgens um 8 Uhr ist oder nachts um 23 Uhr. Die Kleidung passt nicht mehr rein.

Und genau so ist es mit dir und deiner Energiebilanz. Wenn zu viel isst, dann wird es "draußen dran" geparkt. Zum Beispiel auf den Hüften. Deinen Energiebedarf kannst du übrigens ganz leicht online ausrechnen lassen. Such einfach mal nach dem Begriff Kalorienbedarf.
Wie hoch dieser ist, hängt von deinem aktuellen Körpergewicht, deiner Größe, deiner Tätigkeit und Bewegung und von deinem Alter ab. Fakt ist, wenn du mehr Energie (Kalorien) zu dir nimmst, als du benötigst, wird dies als Fett eingelagert. Und dabei ist es egal, ob du die Kalorienmenge morgens oder abends überschreitest.

Okay, ich denke, dass du mittlerweile weißt, was das für ein Humbug ist. Und dennoch hat sich in den Köpfen der Menschen diese Logik festgesetzt. Natürlich nimmt man ab, wenn man nichts ist. Wir alle haben schon erlebt, wie schnell jemand, weil er krank ist und keinen Appetit hat, abmagern kann. Aber das hat nichts, aber auch gar nichts, mit gesunder Ernährung zu tun. Und du kannst deinem Körper damit langfristig großen Schaden zufügen.

Dass dein Stoffwechsel davon überhaupt nicht begeistert ist, ist auch klar.

Er ist zwar gezwungen, an seine Reserven zu gehen, wird aber, sobald man wieder normal isst, sehr daran interessiert sein, diese Reserven wieder möglichst schnell aufzubauen PLUS etwas mehr: für die nächste Hungersnot. Nichts oder zu wenig zu essen, bringt dir das zweifelhafte Vergnügen eines Stoffwechsels, der für lange Zeit durcheinander gerät.

Nur keine Kohlenhydrate

Das ist wirklich eine Meinung, die sich bei vielen Menschen festgesetzt hat. Kohlenhydrate scheinen nahezu die Verkörperung des Teufels darzustellen für einige Leute, die abnehmen möchten. Auch dies ist ein Ergebnis der Diätkultur.

Dazu eins ganz vornweg: Kohlenhydrate sind wichtig. Wir brauchen Kohlenhydrate, um unsere Speicher schnell mit Energie zu füllen. Und dennoch können wir eine gute oder eine weniger gute Wahl treffen, wenn Kohlenhydrate auf unserem Teller landen.
Man unterscheidet kurzkettige und langkettige Kohlenhydrate. Dies bezeichnet die biochemische Zusammensetzung der Nahrungsmittel, speziell deren Moleküle.
Die Sache ist die: Unser Körper braucht, wie der Name es schon nahelegt, mehr Zeit, um langkettige Kohlehydrate zu zerlegen. Er ist damit einfach länger beschäftigt. Ergo ist er länger satt! Kohlenhydrate sind also nicht per se schlecht und gehören zu einer gesunden Ernährung dazu. Ich werde dazu in den kommenden Kapiteln noch genauer eingehen.

Lebensmittel mit Negativkalorien

Das ist mein absoluter Lieblingsmythos. Die Theorie dahinter: Wenn wir bestimmte Lebensmittel essen, die eine ganz geringe Kalorienzahl haben, dann verbrauchen wir mehr Kalorien, indem wir sie verdauen, als die Menge, die sie in sich tragen. Die bloße Nahrungsaufnahme führt also in ein Kaloriendefizit und das Fett schmilzt uns nur so von den Hüften.

Ehrlich, Leute, wenn es so einfach wäre, dann würden Diätkliniken nur noch Spargel, Gurke und Kohl zu Tisch reichen.

Der Haken an der Sache liegt nämlich in der Kalorienberechnung der Lebensmittel selbst. Dem Kalorienwert, den wir in den Kalorientabellen finden, wurde bereits der Wert abgezogen, den der Körper beim Verdauen verbraucht. Wenn also deine Portion Spargel mit 100 Kcal angegeben wird, sind es in Wahrheit 120 kcal. Das heißt nicht, dass diese Lebensmittel nicht gesund wären oder uns nicht beim Abnehmen unterstützen. Sie sind halt nur nicht die Zaubermittel, für die wir sie halten, wenn wir glauben, sie seien Minuskalorien.

Unser täglich Brot?

Die Entwicklung des Essens im Industriezeitalter

Wann immer ich alte Dokumentationen aus den 60er oder 70er Jahren im TV sehe, fällt mir eines auf: Die Menschen scheinen in ihrer Gesamtheit schlanker zu sein. Und wenn man sich mal die Entwicklung des Körpergewichtes der Europäer in den letzten fünfzig Jahren anschaut, sind wir Bewohner der reichen westlichen Länder über die letzten Jahre immer dicker geworden. Und das ist nicht nur ein kosmetisches Problem. Viel mehr begünstigt Übergewicht auch die Möglichkeit, von Herz-Kreislauf- oder Krebserkrankungen betroffen zu sein.

Dieses steigende Übergewicht in den westlichen Ländern liegt vor allen Dingen an der Fülle und der allgegenwärtigen Verfügbarkeit von (ungesunden) Lebensmitteln. Wenn du vielleicht schon älter als 30 Jahre bist, kannst du diesen Weg ganz leicht daran erkennen, dass es so etwas wie einen "Snack" früher schlichtweg nicht gab. Es gab keine Zwischenmahlzeit. Wir hatten drei Mahlzeiten am Tag und das war es. Bei besonderen Anlässen gab es mal ein Stück Kuchen. Aber mehr auch nicht.
Die Art und Weise, wie wir essen, und natürlich auch das, was wir essen, hat sich enorm verändert.
Wir können sehr gut in den letzten paar Jahrzehnten ablesen, was sich verändert hat und warum wir uns damit körperlich verändert haben. Dummerweise ist diese Dauerverfügbarkeit noch nicht in unserem Gehirn angekommen. Wenn es um die Nahrungsaufnahme geht, hinkt unser Gehirn noch der sozialen Entwicklung hinterher. Es bleibt uns also nichts anderes übrig, als die Dinge selbst in die Hand zu nehmen.

Und wie es aussieht, tust du das gerade, indem du dieses Buch liest.

Dabei ist es gar nicht so schwer, sich gesund und somit auch schlank zu ernähren.

Mit Sicherheit bist du irgendwann schon einmal über die sogenannte Ernährungspyramide gestolpert. Wenn nicht, tipp es doch mal in die Suchmaschine ein. Aber bevor du dir zu genau merkst, was da darauf steht, möchte ich eine kleine Warnung ausgeben.
Noch heute wird diese Ernährungspyramide von der Deutschen Gesellschaft für Ernährung propagiert - und das, obwohl sie schon seit Jahren als nicht mehr zeitgemäß gilt. Die Basis dieser Pyramide stellen die Kohlenhydrate dar und obwohl Kohlenhydrate nicht unsere Feinde sind, sollten sie nicht die Basis unserer Ernährung sein. Diesen Job übernehmen gern Obst und Gemüse!

Die erste Ernährungspyramide wurde in den USA erstellt, um der Bevölkerung eine Empfehlung für gesunde Ernährung zu geben. Dabei kam dann ein Expertenkreis zusammen und erarbeitete diese Empfehlungen und stellte sie dann dem Auftraggeber der Studie zur Verfügung. Um eine lange Geschichte abzukürzen: Der Auftraggeber der Studie war das Agrar-Ministerium der USA und die fügten ein paar, in ihren Augen, wichtige Änderungen ein.
Zum Beispiel die Kleinigkeit, dass nicht mehr Wasser und zuckerfreie Getränke gefolgt von Obst und Gemüse die Basis einer gesunden Ernährung sein sollten, sondern Brot und Getreideprodukte aller Art.
Wenn man als Auftraggeber einer Studie hauptsächlich Geld mit Getreide verdient, ist das nicht besonders seltsam.

In der Zwischenzeit wurde diese Pyramide in vielen Ländern verändert. Nicht so in Deutschland. Wann immer ein Arzt eine Broschüre über gesunde Ernährung überreicht, findet man als Basis Nudeln, Brot und Kartoffeln.
In der Zwischenzeit wurde die Pyramide zwar in einen Kreis umgewandelt, aber die mengenmäßige Verteilung bleibt die gleiche.

Wie sollten wir uns denn nun ernähren?

Die Basis unserer Ernährung sollte ausreichend Wasser sein. Dabei sollten wir mindestens 1,5 Liter Wasser oder ungesüßte Getränke pro Tag zu uns nehmen.

Gefolgt wird das kühle Nass von Gemüse und Obst. Erst dann kommen die Kohlehydrate wie Brot und Getreideprodukte zum Tragen. Anschließend Milchprodukte und Proteine wie Fleisch, Fisch und natürlich Hülsenfrüchte. Ganz an der Spitze finden sich gesunde Öle und Fette.

Neben der Information, über wieviel Energie unsere Lebensmittel verfügen, ist es vor allem wichtig zu wissen, welche Nährstoffe sie enthalten. Diese Zusammensetzung entscheidet darüber, ob unser Stoffwechsel gut funktioniert oder ob er weniger gut und somit behindernd funktioniert.
Ein kleines Beispiel: Du wirst nicht so gut und vor allem nicht so gesund abnehmen, wenn du 1500 kcal nur bestehend aus Kohlenhydraten zu dir nimmst, als wenn du die gleiche Menge an Kalorien aus einer Mischung verschiedener Nährstoffe zu dir nimmst.

Zu den Nährstoffen gehören:

- Eiweiß
- Fett
- Kohlenhydrate
- Ballaststoffe
- Vitamine
- Mineralstoffe
- Spurenelemente

Unsere Ernährung sollte also generell - aber ganz besonders, wenn wir abnehmen wollen und unseren Stoffwechsel dazu animieren wollen, uns zu unterstützen - in ausgewogenem Maße auf unserer Speisekarte stehen.

Doch schauen wir uns die einzelnen Nährstoffe einmal genauer an:

Eiweiße

Eiweiße werden auch Proteine genannt und versorgen unseren Körper mit Aminosäuren und Stickstoffen.
Diese Aminosäuren sind der kleinste Eiweißbaustein. Wenn sich mehr als 100 Aminosäuren zusammenschließen, spricht man von Eiweiß.

Bei diesen Aminosäuren gibt es unterschiedliche Varianten. Einige werden als entbehrlich bezeichnet und andere als unentbehrlich.
Als unentbehrlich werden sie deshalb bezeichnet, weil sie nicht vom Körper erzeugt werden können. Wir sind also gezwungen, sie durch unsere Nahrung aufzunehmen, um unserem Körper die Möglichkeit zu geben, die lebenswichtigen Aufgaben des Eiweißbausteinbaus zu übernehmen.

Eiweiß kann durch tierische oder auch pflanzliche Quellen aufgenommen werden. Dabei haben die tierischen Quellen für uns oft eine höhere biologische Wertigkeit, da sie in ihrem Aufbau dem menschlichen Eiweiß ähneln. Und dennoch empfiehlt es sich nicht, ausschließlich tierische Eiweiße zu sich zu nehmen. Denn neben den guten Eiweißverbindungen nehmen wir auch gleichzeitig Cholesterin, Fett und Purin auf. Nährstoffe, die uns in größeren Mengen schädigen können. Was Vegetarier schon lange wissen: Eiweiß gibt es nicht nur im Fleisch, sondern auch in Lebensmitteln pflanzlichen Ursprungs. Eine ausgewogene Auswahl aus tierischen und pflanzlichen Produkten ist die beste Ernährungsform, um gesund und schlank zu werden und zu bleiben.

Tierische Eiweißquellen:

- Fisch
- mageres Fleisch
- Eier
- Milchprodukte
- Innereien

Pflanzliche Eiweißquellen:

- Hülsenfrüchte (Linsen, Soja, Bohnen)
- Nüsse
- Saaten
- Tofu

Kohlehydrate

Wie schon im vorangegangen Kapitel erwähnt, sind Kohlenhydrate nicht böse! Sie sind notwendig in unserer Ernährung. Dies jedoch in der richtigen Art und Weise. Das Interessante an den Kohlenhydraten ist, dass, wenn wir sie zu uns nehmen, uns ihre Energie sehr schnell zur Verfügung steht. Sicher hast du schon mal Langstreckenläufer gesehen, denen Bananen an der Laufstrecke gereicht wurden. Die Energie der Banane geht in Null-komma-nix in unsere Energiespeicher. Ein Umstand, den gerade Sportler sehr zu schätzen wissen.
Je nachdem, wie die Kohlenhydrate zusammengesetzt sind, desto unterschiedlicher wirken sie auf unseren Blutzuckerspiegel.
Und hier liegt der Hund begraben!

Ich hatte es zwar schon zu Beginn des Buches angerissen,
aber ich möchte es hier noch einmal betonen, weil sich
gerade bei den Kohlenhydraten zeigt, wie wichtig die
richtige Wahl unserer Lebensmittel ist.

Es gibt kurzkettige und langkettige Kohlenhydrate. Wie der
Name es schon sagt, ist die Zusammensetzung der
Moleküle einmal komplex und einmal weniger komplex.
Unser Körper braucht etwas länger, um langkettige
Kohlenhydrate zu zerlegen. Und je länger er beschäftigt ist,
desto länger hält auch unser Sättigungsgefühl.
Das Sättigungsgefühl, was wir haben, wenn wir Eiweiß zu
uns nehmen, ist übrigens noch stärker.

Kohlenhydrate werden auch als Saccharide bezeichnet. Das
kommt aus dem Griechischen und bedeutet: Zucker. Und
damit ist wohl klar, warum wir etwas vorsichtig im Umgang
mit Kohlenhydraten sein sollten.
Wenn es darum geht, das wir abnehmen wollen, sollten wir
unsere Kohlenhydrataufnahme auf die langkettigen
Kohlenhydrate konzentrieren.
Dies ist auch deshalb wichtig, weil unser Blutzuckerspiegel
ansteigt, wenn wir Kohlenhydrate essen. Wenn wir
Kohlenhydrate essen, werden diese in Zucker zerlegt.
Dieser Zucker wird in unser Blut geschwemmt.
Dadurch fühlt sich unsere Bauchspeicheldrüse animiert,
Insulin zu produzieren, damit der Zucker wieder ordentlich
verteilt wird.
Je kurzkettiger ein Kohlenhydrat ist, desto schneller und
höher steigt der Blutzuckerspiegel an und desto mehr
Insulin wird ausgeschüttet.

Das Problem daran ist, dass wir so richtig nichts von
unserer Nahrung haben und dass ein Blutzuckerspiegel, der

so in die Höhe geschossen ist, auch sehr schnell wieder absackt - und zwar tiefer, als er zuvor war. Das macht uns wieder sehr schnell hungrig!

Ein Beispiel: Hast du schon mal eine große Portion Nudeln gegessen und hattest kurze Zeit später schon wieder Hunger bzw. Appetit auf etwas Süßes?

Das war ein Gruß deines Blutzuckerspiegels! Er möchte (auch wieder evolutionär begründet) möglichst viel Zucker haben, um ihn einzulagern in Fett.

Dieses Auf und Ab des Blutzuckerspiegels nehmen wir als Heißhungerattacken war, die wir scheinbar nicht steuern können. Können wir aber! Einfach, indem wir die richtigen Kohlenhydrate zu uns nehmen und diese ausgewogen mit anderen Nährstoffen mischen.

Auch hier wieder ein Beispiel: Wenn du zu deiner Portion (Vollkorn)Nudeln eine Portion Eiweiß isst, schießt dein Blutzuckerspiegel nicht so hoch, als wenn du das Eiweiß weglassen würdest.
Der Blutzuckerspiegel ist auch deshalb eine wichtige Größe, weil er über die Menge an Insulin bestimmt, die ausgeschüttet wird. Denn: Solange Insulin in deinem Blut schwimmt, solange ist auch die Fettverbrennung gehemmt. Und je mehr Insulin, desto länger dauert es, bis dein Stoffwechsel wieder in die Gänge kommt, um Fett zu verbrennen.

Achte also 1. darauf, verstärkt langkettige Kohlenhydrate zu dir zu nehmen, und diese 2. mit eiweißhaltigen Lebensmitteln zu kombinieren, um dir und deinem Blutzucker einen Gefallen zu tun und effektiver abzunehmen.

Langkettige Kohlenhydrate:

* Vollkornprodukte (alle verarbeiteten Produkte in Vollkorn-Variante)
* Haferflocken
* Kartoffeln
* Linsen
* Getreide
* Mandeln
* Trockenobst

Kurzkettige Kohlenhydrate

* Weißmehlprodukte
* Süßigkeiten
* Limonade
* Bier
* Kuchen
* Zucker (auch Fruchtzucker)
* Milchprodukte

Fette

Früher wurde propagiert: Fett macht Fett. Aber wie sagt man so schön: Die Wissenschaft ist immer nur der letzte Stand des Irrtums.

Mittlerweile ist bekannt, dass Fett nicht nur nicht fett macht, sondern dass wir bestimmte Fette sogar benötigen, um gesund zu sein.

Aber ähnlich wie bei den Kohlenhydraten, kommt es auch hier wieder auf das Detail an.

Bei den Fetten unterscheidet man gesättigte und ungesättigte Fette. Für uns sind die ungesättigten Fettsäuren wichtig. Diese können sogar dazu beitragen, dass unser Risiko für Herz-Kreislauf-Erkrankungen sinkt. Die wichtigste mehrfach ungesättigte Fettsäure ist das Omega 3.
Es unterstützt beim Aufbau der Zellmembran und wirkt sich sehr positiv auf unseren Blutkreislauf aus. Man findet es in großen Mengen in fettigem Fisch und in Rapsöl.

Die gesättigten Fettsäuren sind die, die wir nur in Maßen aufnehmen sollten. Unser Nervensystem benötigt sie als Botenstoff. Und dennoch bringen sie einige Schwierigkeiten mit, wenn wir zu viel davon aufnehmen. Sie fördern Herz-Kreislauf-Erkrankungen, Diabetes, Gefäßverkalkung und Demenz. Gesättigte Fette sind z. B. enthalten in Butter und Fleisch. Hier ist also ein wenig Zurückhaltung geboten.

Wenn gesättigte Fettsäuren sehr hohen Temperaturen ausgesetzt sind, entstehen Transfette. Diese findet man in Chips, Süßigkeiten und Fertigprodukten.

Transfette benötigt unser Körper nicht und weil sie die gleichen Auswirklungen auf unserer Gesundheit haben wie die gesättigten Fettsäuren, können wir getrost auf sie verzichten.

Was du noch tun kannst, um deinen Stoffwechsel anzukurbeln

Um unseren Stoffwechsel zu animieren, etwas in die Puschen zu kommen, können wir aber noch einige andere Dinge tun, als uns mit den richtigen Nahrungsmitteln zu versorgen.

Die meisten dieser Tipps wirst du schon einmal gehört haben - und dennoch möchte ich dich nochmal darauf aufmerksam machen und möchte dir erklären, warum diese Dinge funktionieren. Denn wenn du mal einen Sinn darin entdeckt hast und verstehst, wie dein Körper funktioniert, dann wirst du auch besser in der Lage sein, diese Dinge umzusetzen.

Bewegung:

Wenn du nicht gerade ein ausgesprochener Sportsfreund bist, ist diese Nachricht jetzt nicht so beglückend für dich. Aber es ist so: Bewegung hilft dir nicht nur, die aufgenommenen Kalorien abzunehmen, es hilft dir auch, dauerhaft deinen Grundbedarf an Kalorien zu erhöhen. Und regelmäßige Bewegung sorgt dafür, dass dein Stoffwechsel aktiv bleibt und sich nicht zur Ruhe legt.

Aus psychologischer Sicht ist es wichtig, dass du Freude hast an dem, was du da tust. Du wirst dich nicht dauerhaft motivieren können, wenn die Bewegung für dich nur eine einzige Qual darstellt. Also schau weniger darauf, welche Sportart die meisten Kalorien verbraucht, sondern vielmehr, welche Bewegungsform dir am meisten Spaß bringt.

Wenn du dabei noch ein wenig Muskeln aufbauen kannst, umso besser. Je mehr Muskulatur du hast, umso mehr Kalorien wird dein Körper verbrauchen.
Aber nochmal: Suche dir etwas, was dir wirklich Spaß macht! Und wenn es zu eintönig wird, dann schau, dass du noch etwas anderes hinzu nimmst.
Versuche täglich Bewegung in deinen Tag mit einzubauen. Nimm die Treppe statt des Fahrstuhls. Jeder Meter zählt.

Trinken:

Wie du schon gelesen hast, stellt das Trinken die Basis unser Ernährung dar - und hier sprechen wir nicht von Kaffee oder Cocktails.
Unser Körper besteht zu etwa 50 - 70 % aus Wasser. Ein erwachsener Mensch scheidet am Tag bis zu 2,25 Liter an Wasser aus. Dies geschieht über die Haut, die Atmung, Urin und feste Ausscheidungen.
Damit sorgt der Körper auch dafür, dass der Müll aus unserem Organismus verschwindet. Wenn wir wiederum nicht für neues Wasser sorgen, bleibt der Müll im Körper und blockiert u. a. unseren Stoffwechsel.
Deshalb wird empfohlen, etwa 1,5 Liter Wasser über Getränke zu sich zu nehmen. Die fehlende Menge nehmen wir über unsere Nahrung auf.
Die gute Nachricht: Wenn wir etwa 2 Liter Wasser am Tag trinken, erzielen wir damit einen Kalorienverbrauch von ca. 100 kcal.

Okay, das klingt banal, richtig? Aber Stress und dein Stoffwechsel und damit auch dein Körpergewicht haben einen direkten und wichtigen Zusammenhang.

Um als Menschen überhaupt überlebensfähig zu sein, verfügt unser Körper über ein Hormon namens Cortisol. Dies wird in unserer Nebenniere gebildet und ausgeschüttet, sobald wir uns gestresst fühlen. Wir verfügen auch über einen normalen, alltäglichen Cortisol-Ausschüttungsvorgang, der zum Beispiel dafür sorgt, dass wir morgens wach werden. Aber in Ausnahmesituationen wird eben mehr Cortisol ausgeschüttet als normalerweise.

Das Cortisol versetzt den Körper in Alarmbereitschaft und veranlasst die Fettzellen, möglichst schnell Energie für die Muskeln zur Verfügung zu stellen. Gleichzeitig aber sorgt das Cortisol dafür, dass immer wieder neue Energie für die Fettzellen eingelagert wird. Dies führt zu Heißhunger! Und während die Nährstoffverteilung in entspannten Zeiten völlig anders aussieht, wird die Energie einer Mahlzeit in stressigen Zeiten fast in vollem Umfang in die Fettzellen eingelagert.
Das ist die berühmte „Nervennahrung" in Form von Schokoriegeln oder Fastfood. Diese "Nervennahrung" schlägt sozusagen doppelt zu Buche, weil der Körper wirklich viel mehr einlagert, als er in entspannten Zeiten tun würde.

Dieser Mechanismus sicherte schon evolutionär unser Überleben. Die Energie dient zur Aufrechterhaltung unserer Hirnfunktion. Denn ohne Hirn kein Überleben!

In unserer heutigen Zeit spielt Cortisol eine sehr große Rolle. Denn einige unserer Mitmenschen fühlen sich dauerhaft gestresst. Wir hechten von einem Termin zum nächsten, fühlen uns angegriffen, konsumieren tausende von Nachrichten im TV oder online und all das erzeugt in uns Stress.
Wir versäumen es, uns zu entspannen!
Solange wir unseren Körper mit Cortisol überschwemmen, müssen wir uns ziemlich abrackern, wenn wir abnehmen wollen.

Dies ist einer der Gründe, warum meine Klienten die besten Erfolge erzielen, wenn sie ihre Abnahme nicht nur durch die Ernährung voranbringen, sondern wenn sie dazu auch noch ihre Seele mit einbeziehen.

Im 2. Teil dieses Buches gehen wir genau auf diesen seelischen und psychischen Aspekt ein.

TEIL 2

Die Psychologie des Abnehmens

Warum funktionieren die meisten Diäten nicht?

Herzlich willkommen im 2. Teil dieses Buches, in dem wir uns der psychischen Seite der Ernährung widmen wollen. Ich wette, vieles aus dem ersten Teil hast du schon mal gehört, und das ist ziemlich typisch. Denn viele meiner Klienten berichten mir im ersten Termin: „Frau Winkelmann, ich weiß das doch alles. Aber irgendwie bekomme ich es nicht umgesetzt. Ich bin einfach zu willensschwach."

Dies ist der Moment, wo ich immer den ersten großen Einwand habe. Nein! Wenn du bisher noch nicht das wiegst, was du wiegen möchtest, dann liegt es nicht ausschließlich an deinem Willen.
Es ist multifaktoriell, also vielen Faktoren geschuldet.

Ich möchte an dieser Stelle einmal auf die bekanntesten psychischen Stolpersteine beim Abnehmen eingehen. Diese führen meist dazu, dass es entweder gar nicht klappt oder dass man zwar sein Wunschgewicht erreicht, aber später nicht halten kann.

Der Jojo Effekt

"Ich habe so schön abgenommen und jetzt habe ich alles wieder drauf." Dies ist wirklich ein Standardsatz, wenn Menschen in meine Praxis kommen. Sie sind nicht in der Lage, das Erreichte zu halten. Meist, weil sie wieder in alte Ernährungsmuster fallen.
Das Problem daran ist, wie schon erwähnt, nicht nur die Willensstärke. Das Problem ist zunächst einmal, dass sie überhaupt eine Diät gemacht haben. Diäten sind immer zeitlich beschränkt. Doch was ist denn danach?

Eine wirkliche Abnahme erzielt man, wenn man seine Ernährung dauerhaft umstellt.

Und wenn sich bei dem letzten Satz dein Magen zuschnürt, dann weist das nur darauf hin, dass es da noch ein anderes Problem gibt. Du fühlst schon jetzt den Verzicht und das mach dir zu schaffen.
Eins vorne weg: Ernährungsumstellung bedeutet nicht Verzicht.
Diät bedeutet Verzicht.

Wenn du es nicht schaffst, deine neue Ernährung als etwas Positives zu bewerten, was du freiwillig beibehalten möchtest, weil es dir gut tut, wirst du nicht in der Lage sein, dein erreichtes Gewicht zu erhalten.

Wir können uns sehr wohl für eine gewisse Zeit motivieren, eine Diät durchzuhalten, aber darum geht es ja nicht. Eine Diät impliziert, dass es nur um eine gewisse Zeitspanne geht. Wenn wir jedoch mit der Diät aufhören und wieder in unser "altes Ernährungs-Ich" schlüpfen, werden wir wieder zunehmen und unser Gewicht wird wahrscheinlich höher sein als zuvor, weil unser Körper etwas mehr einlagert für die nächste "Hungersnot".

Wenn wir abnehmen wollen, dann sollten wir also versuchen, zu einer anderen Person zu werden. Ich weiß, das klingt ziemlich schräg, aber es ist die Grundlage für unsere zukünftige Ernährung.

Ungeduld & Stress

Du hast sicher auf dem Cover gelesen, dass dieses Buch dir schnelle Erfolge verspricht. Jetzt kann man sich natürlich darüber unterhalten, dass schnelles Abnehmen nicht sehr gesund ist - und das stimmt auch.
Hast du dich mal gefragt, warum wir am liebsten schneller als langsamer abnehmen würden, auch wenn es nicht gesund ist?

Der Grund ist der Leidensdruck, den uns unser Gewicht macht. Wir wollen uns nicht mehr unwohl fühlen. Wir wollen nicht mehr länger diese unschönen Gefühle und Emotionen haben, wenn wir unseren Körper betrachten. Es fühlt sich einfach Sch... an, in einem Körper zu sein, den wir nicht einfach austauschen können, wenn wir uns zu dick fühlen.
Mit einem Blick auf das Cortisol, unser Stresshormon, wirst du verstehen, wie wichtig es ist, bei deiner Abnahme gelassen zu bleiben.
Und genau dabei wird dich die Hypnose im 3. Teil dieses Buches unterstützen.
Das Gefühl der Ungeduld erzeugt Stress. Der Stress sorgt dafür, dass Cortisol ausgeschüttet wird, und das ist der Moment, wo du am liebsten alles hinschmeißen würdest.

Es ist die Sollbruchstelle deiner Abnahme. Ich nenne das auch gern "eh egal Moment".

Ungeduld ist also viel eher dein Feind als dein Motivator. Wenn du abnehmen möchtest, dann setze dir realistische Ziele und sei geduldig. Es ist wirklich etwas dran, wenn man sagt: Du hast ja eine gewisse Zeit gebraucht, um zuzunehmen, gestatte deinem Körper auch eine gewisse Zeit, um abzunehmen.

Das ist übrigens auch ein ganz wichtiger Punkt. Verurteile deinen Körper nicht. Er kann nichts dafür, dass er das Gewicht für dich austrägt, das du entschieden hast, ihm zu geben. Er tut nur, was er tun muss. Sei freundlich und geduldig mit ihm.

Emotionales Essen

Laut einer amerikanischen Studie sind drei von vier Menschen von emotionalem Essen betroffen. Das bedeutet, das Essen erfüllt für etwa 75 % der Menschen nicht mehr nur den Zweck der Nahrungsaufnahme, sondern dient auch als Strategie der Gefühlsbalance.

Dieses Thema könnte ganze Bücher füllen. Ich möchte das an dieser Stelle nicht bis in die tiefsten Ebenen darlegen, sondern einen groben Überblick darüber geben, wie wir Menschen das Essen als Gefühlsstrategie instrumentalisieren. Wichtig dabei ist zunächst, dass wir uns dem Essen manchmal geradezu ausgeliefert fühlen. Wir haben das Gefühl, „ich kann mich nicht kontrollieren, ich muss jetzt etwas essen."

Und das ist oftmals tatsächlich so. Denn wenn uns außer des Essens keine weiteren Strategien zur Verfügung stehen, mit unseren Gefühlsbelangen umzugehen, dann werden wir essen.

Um also dem emotionalen Essen zu entkommen, sollten wir verstehen, welche Mechanismen dahinterstecken und wie wir mit diesen Mechanismen umgehen können.

Viel zu lange wurden wir Menschen entweder körperlich oder psychisch behandelt. Doch wir können nicht verleugnen: Körper, Geist und Seele sind eine Einheit. Und auch beim Abnehmen und beim emotionalem Essen ist das die Wahrheit. Hier geht es nicht nur um Gefühle, sondern auch um Biochemie, die gewisse Gefühle erzeugt.

Aber schauen wir uns mal etwas genauer an, wie das emotionale Essen funktioniert.

„Das haben wir uns jetzt verdient!"
Kennst du so einen Satz? Er versucht einen Aufwand in Verbindung mit Essen zu bringen. Und er stellt die Nahrungsaufnahme in einen Bereich, wo sie schlichtweg nichts zu suchen hat.
Wenn bei diesem Satz eine riesige Portion Fastfood oder ein Eisbecher eine Rolle spielt, dann haben diese beiden Dinge schlichtweg nichts miteinander zu tun. Wie kannst du dir etwas verdient haben, was dir schadet?

Für Belohnungsesser wird das Abnehmen immer den Beigeschmack des Verzichts haben. Es fühlt sich so an, als dürfe man etwas nicht mehr. Als würde einem der Lohn für etwas entzogen.
Doch das ist Quatsch! Niemand sagt, dass du nichts Süßes mehr essen darfst oder dass du auf dein geliebtes Schnitzel verzichten musst. Aber es wäre falsch, das Essen und ein Gefühl zu verknüpfen.

Der zweite Haken daran ist deine Biochemie. Wenn wir etwas essen, findet unser Körper das ziemlich gut und schüttet einen Botenstoff namens Dopamin aus.
Dieser Mechanismus entstammt mal wieder unserer Historie. Er war dazu gedacht, uns immer wieder für die Jagd zu motivieren, damit wir nicht verhungern.
Dopamin wird auch als Belohnungsstoff bezeichnet. Wir fühlen uns glücklich, wenn wir Dopamin ausschütten.
Das bedeutet, dass an das Essen für uns ein Glücksgefühl geknüpft ist. Wenn wir nicht lernen, andere Tätigkeiten zu finden, die uns auch glücklich machen und für eine

Dopaminausschüttung sorgen, dann werden wir am Belohnungsessen kleben bleiben.

Um dich aus diesem Kreislauf herauszuholen, ist es also deine Aufgabe, Ausschau zu halten nach Dingen, die dich glücklich machen. Das könnte ein schöner Tee sein, ein Anruf bei einer guten Freundin, ein gutes Buch, Sex, deine Lieblingsmusik. Du brauchst einfach einige Strategien, um dem Essen die Alleinherrschaft über deinen Dopaminhaushalt zu entreißen.

Stressesser

Auch wenn ich in den früheren Kapiteln schon auf die Rolle des Cortisols eingegangen bin, lohnt sich ein erneuter Blick auf das Thema Stress und Essen.
Dabei geht es nicht nur um Cortisol, sondern um das Gegenspiel zwischen Dopamin und Cortisol. Wenn wir uns gestresst fühlen, kann Dopamin dieses Stressempfinden senken.
Auch die sogenannte Konditionierung spielt dabei eine Rolle. Ich werde darauf in Kürze eingehen.

Und obwohl es sich manchmal so anfühlt, gilt ein Satz ganz besonders für Stressesser: *Essen löst keine Probleme.*

Aus den oben genannten biochemischen Gründen fühlen wir uns erleichtert, wenn wir in einer Stresssituation etwas essen. Aber dies führt uns nur immer tiefer in den Problemkreislauf aus Essen, Cortisol, Dopamin und des weiteren Zunehmens.

Wobei das Wort essen eigentlich nicht richtig passt. Wenn wir unter Stress stehen, stopfen wir mehr in uns hinein. Und dies meist ziemlich unkontrolliert und nebenbei. Wir haben in diesem Modus fast keine Chance, vernünftige Entscheidungen zu treffen.

Auch hierbei hilft der folgende Hypnose-Teil.
Auf jeden Fall ist es wichtig, erst einmal wahrzunehmen, ob und welcher Typ man selbst als emotionaler Esser ist.

Um dich aus diesem Kreislauf zu befreien, solltest du dir ein sogenanntes Gelassenheitspolster erschaffen. Finde in deinem Alltag immer wieder Möglichkeiten, zur Ruhe zu kommen und dich zu entspannen. In fordernden Situationen wirst dir das helfen, den Stress nicht zu nah an dich herankommen zu lassen.

Es gibt Orte, die sind für einige Menschen absolut mit dem Essen oder auch Naschen verknüpft - und dabei denke ich nicht an den Küchentisch.
Der beliebteste Tatort für essen aus Langeweile ist das Sofa.
Warum ist das so? Meist steht vor dem Sofa ein Fernseher und dieser Fernseher sorgt bei uns für Entspannung.
Vielleicht denkst du jetzt: Hat sie nicht gesagt, dass Entspannung wichtig für uns ist?

Ja, hat sie! Doch jetzt möchte ich ein "Aber" hinterher schieben.

Wenn wir uns entspannen, öffnet sich unser Unterbewusstsein. Unsere Gedanken sind mit der Handlung im TV beschäftigt und unser Gehirn beginnt in einen anderen Arbeitsmodus zu gehen. Durch diese Öffnung des Unterbewusstseins drängen Dinge, die uns unbewusst sind, an die Oberfläche. Dies meist in Form von Gefühlen.
Wenn diese Gefühle von uns wahrgenommen werden, das passiert meist sehr subtil, dann möchten wir sie, wenn sie uns nicht gefallen, auch schnell wieder loswerden.

Wir bahnen uns unseren Weg vom Sofa zum Kühlschrank oder zur Schublade mit den Süßigkeiten.
Da wir ja gerade nichts Wichtiges tun, sondern nur fernsehen, deklarieren wir dieses Verhalten als Essen aus Langeweile.
Die Wahrheit dahinter ist jedoch, dass wir uns in erster Linie besser fühlen als in dem Moment zuvor.

Und auch hier gilt: Der Grund, warum wir essen, obwohl wir gerade nichts bräuchten, ist multifaktoriell. Auch hier spielen wieder Konditionierung, Cortisol und Dopamin eine Rolle. Doch der Einfachheit halber soll diese Darstellung dem Grundkonzept von Essen aus Langeweile dienen.

Glaubenssätze

Glaubenssätze sind der Filter unserer Welt. Im Prinzip sind sie nichts anderes als Gedanken, die wir als Wahrheit anerkennen. Wie wir alle wissen, haben Menschen unterschiedliche Meinungen. Und diese Meinungen spiegeln wider, wie wir die Welt erleben.
Dazu möchte ich einen kleinen Ausflug in dein Gehirn unternehmen.
Sicher kennst du folgende Situation. Du möchtest dir ein neues Auto kaufen oder irgendetwas anderes, was dir gerade wichtig erscheint. Aber bleiben wir für dieses Beispiel mal beim Auto. Du fängst also an, dich mit den verschiedenen Marken auseinanderzusetzen, entscheidest dich, ob es ein Neuwagen oder ein Gebrauchter sein soll. Und natürlich, welche Ausstattung er haben soll. Natürlich ist auch die Farbe wichtig.

Plötzlich beginnt ein ganz beeindruckendes Phänomen. Ständig fallen dir genau solche Autos auf der Straße auf. Es scheint fast, als würden sie überall fahren. Und nein, du bist nicht verrückt geworden. Dieser Vorgang heißt selektive Wahrnehmung und dein Gehirn benutzt nur den Filter, den du erschaffen hast. Auch zuvor war bereits die gleiche Anzahl von diesen Autos auf der Straße unterwegs, doch jetzt nimmst du sie dank deines Filters wahr.

Das Gleiche gilt für Paare oder speziell Frauen mit Kinderwunsch. Sobald man sich wünscht oder denkt, schwanger zu sein, tauchen überall plötzlich schwangere Frauen oder Leute mit Kinderwagen auf. Auch die sind nicht auf magische Art und Weise plötzlich vermehrt unterwegs, sondern dein Filter für dieses Thema ist geschärft.

Verkürzt bedeutet das: Du siehst (oder nimmst wahr), womit du dich im Inneren identifizierst.

Umgekehrt passiert das übrigens auch. Sagen wir, du bist an einem dir unbekannten Ort im Urlaub und suchst nach einer Apotheke. Du suchst und suchst, aber findest erst eine, nachdem du nach dem Weg gefragt hast.
Dein Filter ist jetzt scharf geschaltet. Noch Tage später wirst du an deinem Urlaubsort Apotheken finden, die dir auffallen.
Es ist der Weg deines Gehirns, mit diesem Suchauftrag umzugehen.

Gerade wenn es um das Thema Abnehmen geht, sind deine Filter sehr wichtig. Deine Glaubenssätze bestimmen darüber, welche Filter bei dir aktiv sind, und sie werden sowohl deine Erlebnisse als auch deine Entscheidungen sowie deine Biochemie beeinflussen.

Das gängigste Beispiel dafür, wie Glaubenssätze funktionieren, ist die Placebo-Forschung. Es gibt zwar Menschen, die sich abfällig äußern, so nach dem Motto: “Ist ja nur ein Placebo” - aber hey, was das im Umkehrschluss bedeutet, gleicht fast einem Wunder.

Wenn ein Placebo funktioniert, dann bedeutet das doch, dass der Patient sich selbst mithilfe seiner Überzeugung geheilt hat. Die Zuckerpille kann es ja nicht gewesen sein!

Und genau deshalb sind Glaubenssätze und unsere Überzeugungen extrem wichtig, wenn wir abnehmen wollen.

Ich möchte dir mal ein paar Glaubenssätze aufschreiben,
die dich an deiner Abnahme behindern könnten:

- Ich kann nicht abnehmen.
- Ich bin zu willensschwach.
- Ich bin die Dicke.
- Mein Stoffwechsel ist zu langsam.
- Ich war noch nie schlank und werde es nie sein.
- Ohne Schokolade könnte ich nicht überleben.

Siehst du, worauf ich hinaus will? Diese Sätze scheinen
einfach nur so dahingesagt zu sein. Aber letztlich weisen
sie nur darauf hin, was in dir steckt und welche
Entscheidungen du treffen wirst.

Solltest du solche Glaubenssätze bei dir finden, dann
versuch sie durch gesündere, schlankere Glaubenssätze zu
ersetzen.

- Ich nehme leicht ab.
- Abnehmen macht mir Spaß.
- Ich genieße es, mich gesund zu ernähren.
- Ich finde immer das richtige Maß.

Du kannst den Satz, der für dich am besten passt einfach
immer wieder denken oder laut aussprechen.
Glaubenssätze entstehen unter anderem durch
Wiederholung. Wir beginnen sie zu glauben, weil wir sie
immer wieder gedacht haben oder weil sie uns immer
wieder gesagt wurden.

Das Gegengift funktioniert auf derselben Ebene.

Wiederhole einfach immer wieder den Satz von dem du
möchtest, das dein Filter so eingestellt wird.

Ich möchte dir an dieser Stelle jedoch etwas mit auf den
Weg geben. Glaubenssätze sind eine tückische Sache.
Wenn du bemerkst, das du dich nicht davon lösen kannst,
dann lass dir dabei helfen.
Wir stehen uns selbst manchmal so nahe, dass wir die
Glaubenssätze schlichtweg nicht aus dem Weg räumen
können.
Such dir einen erfahrenen Hypnotherapeuten/in und räum
das aus dem Weg. Ich verspreche dir, es wird so viel
einfacher als es bisher war.

Gewohnheiten

Gewohnheiten sind der Kleber unseres Lebens.
Gewohnheiten geben uns Sicherheit und Orientierung. Und doch möchte ich behaupten, dass wir nicht alle unserer Gewohnheiten lieben oder dass sie uns förderlich sind.

Gewohnheiten oder auch Rituale entstehen wie alles, was wir lernen, durch Wiederholung. Je häufiger wir eine Sache auf die gleiche Art und Weise durchführen, desto eher wird sie zu einer Gewohnheit. Gewohnheiten sind dann ganz besonders stark, wenn sie einen Sinn für uns ergeben oder wenn sie mit einem Gefühl verbunden sind.

Ich habe dir ja vorhin die Situation des Essens auf dem Sofa beschrieben. Dies tun wir nicht nur, weil wir unangenehmen Gefühlen entgehen wollen. Wir tun es vor allem deswegen, weil wir es schon so oft getan haben.

Eine Gewohnheit zeichnet aus, dass man sie immer wieder und wieder tut.
Wenn man eine Gewohnheit unterbricht oder verändert, ist das im ersten Moment etwas seltsam. Wir fühlen uns unsicher oder durcheinander, vergessen vielleicht die Hälfte.
Das sieht man zum Beispiel daran, dass wir etwas neben der Spur sind, wenn wir unsere Morgenroutine verändern. Wenn du dir immer zuerst die Zähne putzt, dann zur Toilette gehst und anschließend duscht, fühlst du dich durcheinander, wenn du diese Reihenfolge änderst.
Alle Automatismen, die wir haben, folgen bestimmten Reihenfolgen.
Nun geht es bei Gewohnheiten nicht nur um die bloße Handlung. Es geht auch darum, was diese Handlung bei uns erzeugt.

Die Gewohnheit, auf dem Sofa zu essen, erzeugt z.B. Dopamin und lässt uns glücklich fühlen. Wenn wir einfach so auf dem Sofa sitzen, ohne zu naschen, fehlt uns etwas. Wir können uns diesem fehlendem Gefühl nur schwer entziehen. Wir wollen etwas Schönes (Sofa) noch schöner machen.

Unsere Gewohnheiten sind einige unserer größten Stolpersteine beim Abnehmen. Denn es geht ja nicht nur darum, uns ungesunde Gewohnheiten wegzunehmen, sondern auch darum, gesunde Gewohnheiten zu etablieren.

Ein Weg, um das zu tun, liegt darin, geduldig zu sein und nicht alles auf einmal zu wollen.

Es gibt Menschen, die mit einer "Ab morgen wird alles anders Haltung" extrem auf die Nase fallen.
Es erzeugt einfach viel zu viel Druck, wenn wir uns ab morgen massiv anders ernähren, gleichzeitig vier Mal die Woche zum Krafttraining gehen und nichts Süßes mehr essen.
Das wird nicht funktionieren.
Gewohnheiten wollen etabliert werden. Dies ist ein schrittweiser Prozess.
Am besten ist es, sich eine Gewohnheit rauszusuchen, die man ändern möchte, und diese peu à peu zu verändern. Wenn die erste Gewohnheit sitzt, geht man zur nächsten über.

Eine ganz wichtige Sache dabei ist auch das, was uns die alte Gewohnheit gibt. Solange wir an einer Gewohnheit kleben, haben wir einen Vorteil von ihr. Beim Essen ist es ganz klar das gute Gefühl, was wir haben, wenn unser

Körper von Dopamin geflutet wird. Wenn wir ihm dieses
Gefühl einfach nur wegnehmen, wird unsere alte
Gewohnheit schneller, als uns lieb ist, wieder zurück sein.
Wir sollten also neue Gewohnheiten etablieren, die uns
auch mit Dopamin versorgen.

Ein Mann, der dazu tolle Entdeckungen gemacht hat, war
der russische Forscher Iwan Petrowitsch Pawlow. Er führte
dazu ein Experiment durch und wies somit die sogenannte
klassische Konditionierung nach.

Dazu arbeitete er mit Hunden. Sobald ein Hund sein Futter
sah, entwickelte er einen Speichelfluss. Der erste Schritt
der Verdauung war eingeleitet.
Später ging Pawlow dazu über, eine Glocke zu läuten,
bevor der Hund sein Futter präsentiert bekam.
Dieser Glockenklang und das Futter wurden also für den
Hund dadurch, dass es zeitnah passierte, miteinander
verknüpft.
Im letzten Schritt des Experiments läutete Pawlow nur
noch die Glocke, ohne dem Hund das Futter zu geben. Und
siehe da: Der Hund produzierte dennoch Speichel.

Und genau diese klassische Konditionierung erfahren wir,
wenn wir zwei Dinge miteinander verknüpfen: Sofa und
Schokolade zum Beispiel.

Nochmal, wir sind also nicht besonders willensschwach,
sondern wir unterliegen zahlreichen Mechanismen wie z.B.
Gewohnheiten, die darüber bestimmen, ob und wie wir
abnehmen können.

Wenn du bei dir ungesunde und dickmachende
Gewohnheiten entdeckst (dazu könnte auch gehören,

lieber zur Fastfood Restaurant zu gehen als zum Sport),
dann solltest du diese schrittweise beginnen zu verändern.

Morgen, morgen, nur nicht heute

Bist du unzufrieden mit deinem Gewicht, hast aber immer
noch nicht ernsthaft damit angefangen, etwas zu
verändern?
Dann herzlich willkommen am nächsten Stolperstein.
Der Grund dafür könnte ein ganz einfacher sein!
Hast du Angst?
Ich meine damit nicht, dass du Angst davor hast, schlank zu
sein. Aber hast du Angst, dass dir etwas fehlt? Glaubst du
immer noch irgendwo tief in dir drin, dass es nur
"entweder - oder" gibt? Entweder schlank zu sein - oder
glücklich?
Wann immer du Maßnahmen zum Abnehmen vor dir her
schiebst, kann es sein, dass da ein gewisser
Schutzmechanismus greift, der dafür sorgen soll, dass es
dir gut geht.

Unsere Motivation, etwas zu erreichen, das sich
bescheiden anfühlt, wenn wir darüber nachdenken, ist
nicht besonders groß.
Es kommt immer auf den Blickwinkel an, ob dir etwas
erstrebenswert vorkommt oder ob du dich selbst
blockierst, indem du negative Gefühle an etwas hängst.

Mal ehrlich, die wenigsten Leute rufen „Hurra", wenn sie
etwas dafür tun müssen, um abzunehmen. Aber wenn du
an deine Abnahme Gefühle von Frust, Verzicht und
Anstrengung klebst, dann wirst du nie abnehmen. Dein
Inneres ist besorgt um dich. Es möchte dich beschützen,

warum sollte es also zulassen, dass du dich in so eine
vermeintliche "Gefahr" begibst, in der es dir schlecht geht?
(Nimm lieber noch einen Keks, das tut dir gut ;)

Mein Rat für dich ist, dich auf die positiven Aspekte zu
konzentrieren. Auch hier wird dir wieder die Hypnose
helfen. Aber auch hier lass dir gesagt sein: Wenn du das
Gefühl hast, du kommst an dieser Stelle nicht weiter, suche
dir Hilfe auf deinem Weg. Es ist viel leichter für einen
Coach, dich aus diesem Labyrinth herauszuführen, als
wenn du selbst immer wieder in die gleiche Sackgasse
rennst.

Das waren sie also, die am häufigsten vorkommenden
psychischen Stolpersteine beim Abnehmen. Das heißt
nicht, dass das alle sind, und wie du sicher bemerkt hast,
verteilen sie sich ganz gut. Auf uns trifft auch hier wie im
Teil 1 des Buches nicht nur das Eine zu, sondern meist
haben wir es mit einer Kombination der Dinge zu tun.

Ich möchte dich mit diesem Wissen auffordern, genauer
hinzuschauen. Welches ist für dich der größte Stolperstein
und überlege, was du konkret tun kannst, um ihn aus dem
Weg zu räumen.
Ein Hilfsmittel dabei wird der folgende Teil über Hypnose
sein. Ich werde dir genau erklären, warum und wie sie
funktioniert und wie du sie anwenden kannst, um dein
Zielgewicht zu erreichen und deine Stolpersteine zu
beheben.

Teil 3

Hypnose

Bevor du weiterliest, möchte ich dir hier den Link zum Hypnose-Download geben.
Du wirst dort aufgefordert, deine Emailadresse einzugeben und diese nochmals zu bestätigen (dieser Vorgang ist gesetzlich vorgeschrieben).
Anschließend erhältst du noch eine Email mit dem Downloadlink.

www.avicosa.de/bonus

Wie funktioniert Hypnose?

"Sie sind was?!"
Das ist eine ganz häufige Reaktion, wenn ich fremden Menschen von meinem Beruf erzähle.
Ja, ich bin Hypnosetherapeutin und ich liebe diesen Beruf. Ich liebe es, Menschen dabei begleiten zu dürfen, Veränderungen, die sie sich wünschen, zu erreichen. Oft sind das Dinge, unter denen sie schon seit vielen Jahren gelitten haben.
Doch diese Reaktion zeigt, dass es noch gilt, sehr viel Aufklärungsarbeit in Sachen Hypnose zu verrichten.
Denn in der Regel haben die meisten Menschen nur Kontakt mit der Thematik über Hypnose-Shows im TV. Und auch wenn das der gleiche Zustand ist, den auch Klienten in der Praxis eines Hypnotherapeuten einnehmen, so ist es doch völlig anders.

Es gibt etliche Rückschlüsse, die man über die Hypnose
ziehen kann, wenn man eine Hypnose-Show anschaut. Und
genau diese Dinge machen den Menschen Angst.
Beispielsweise glauben viele Leute, dass man dem
Hypnotiseur ausgeliefert ist, dass man tun muss, was er
sagt. Dass man quasi willenlos und ferngesteuert ist. Ein
anderes Vorurteil, das man häufig hört, ist, dass man unter
Hypnose nicht mehr weiß, was man tut und dass man sich
im Anschluss auch nicht mehr daran erinnern kann.
All das ist falsch! Und ich möchte diese einzelnen
Vorurteile an dieser Stelle aus dem Weg räumen.

Man ist fremdgesteuert

Nichts könnte unwahrer sein! Es sieht zwar so aus, als wäre
das so, aber letztlich hat der Klient während der Sitzung die
volle Kontrolle.
Wir können uns nur nicht vorstellen, warum ein Mensch
gerade so tun sollte, als wäre er ein Luftgitarre spielendes
Huhn. Fakt ist aber: Wenn für den Klienten das, was der
Hypnotiseur ihm sagt, in Ordnung ist, dann wird dieser die
Suggestion umsetzen. Sobald sie aber nicht in Ordnung ist,
wird er sie nicht umsetzen.
Und das ist ganz wichtig, denn wir können immer nur in
dem Rahmen für einen Klienten arbeiten, wie er auch
damit einverstanden ist.

Man bekommt während der Hypnose nichts mit

Auch das ist falsch. Da Hypnosen häufig mit geschlossenen
Augen vollzogen werden, scheint es, als wären die
Hypnotisierten irgendwie weggetreten. Aber auch hier ist
das Gegenteil der Fall. Jemand, der sich in einer Hypnose
befindet, ist ziemlich konzentriert. Der Körper hingegen
entspannt sich dabei und das wiederum trägt auch dazu
bei, dass die Menschen glauben, derjenige wäre
weggetreten. Durch diese körperliche Entspannung löst
sich auch die Gesichtsmuskulatur und die Mimik entspannt
sich.

Die Menschen sehen in gewisser Weise aus, als würden sie
schlafen. Doch auch das ist ein Trugschluss. Hypnose ist
nicht gleich schlafen. Glaub mir, wenn sie schlafen würden,
würden sie

1. nicht mehr auf die Worte des Hypnotiseurs hören und
2. sie würden nicht mehr in der Lage sein zu stehen.

Man kann sich an nichts erinnern

Auch das ist nicht ganz richtig! Es gibt tatsächlich den Fall,
dass man sich nach einer Hypnose nicht mehr erinnern
kann. Aber dies ist in der therapeutischen Praxis ziemlich
selten und in der Showhypnose absolut gewollt. Ist doch
ziemlich beeindruckend, wenn man machen kann, dass
jemand etwas vergisst, oder?! Der Haken daran: Es ist kein
Muss! Man kann sich sehr wohl an das erinnern, was
geschehen ist.
Und wenn man es doch vergisst, dann ist es auch nicht so
spektakulär, wie es von außen aussieht.
Sicher hast du schon mal etwas geträumt, den Traum nach
dem Aufwachen noch gewusst und dann, als du später
darüber nachdenken wolltest, hattest du einfach keinen
Zugang mehr und konntest dich nicht mehr daran erinnern.
Das Vergessen von Hypnose-Inhalten funktioniert in etwa
genauso. Also keine Sorge, das Vergessen von Hypnose-
Inhalten ist eher optional.

Ich glaube, ich bin dazu nicht geeignet

Das höre ich nahezu bei jedem Erstgespräch. Die
Menschen haben immer noch im Hinterkopf, dass Hypnose
irgendetwas Seltsames ist. Die Mythen über die
Fremdbestimmtheit und das, was die Bühnenhypnose
vermittelt, haben sich tief in unsere Köpfe gebohrt.
Natürlich haben wir Angst davor, fremdbestimmt zu sein.
Wer möchte das schon? Um uns zu beschützen, gehen wir
in eine Haltung von „bei mir funktioniert das bestimmt
nicht". Was nichts anderes heißt als: Ich bin nicht so
leichtgläubig und manipulierbar.
Und hey! Das ist super. Das hat aber nichts mit Hypnose zu
tun.

Das nächste, was diese Menschen oft sagen, ist, dass sie
eigentlich nicht an Hypnose glauben. So, als wäre die
Hypnose eine Religionsgemeinschaft oder etwas Ähnliches.
Um es ganz klar zu machen: Hypnose ist eine anerkannte
Therapieform. Eine Form der Kommunikation. Und nicht
eine religiöse oder magische Institution. Hypnose ist der
natürlichste Veränderungsprozess der Welt!

Selbsthypnose

Wenn ich meinen Klienten davon erzähle, dass ich ihnen zeigen werde, wie Selbsthypnose funktioniert schauen mich meist zwei große Augen an. Und mit skeptischem Ton wird ein fragendes "Aha?!" hinterhergeschoben. Die meisten Menschen sind sich nicht bewusst, dass sie selbst in die Hypnose gehen und sie nicht jemand dort hinbringt.

Als Hypnotiseur sehe ich mich immer als Reiseleiter. Ich gehe vor, und der Hypnotisierte kann mir folgen, oder auch nicht. In diesem Sinne ist jede Hypnose auch eine Selbsthypnose. Warum solltest du nicht auch allein in der Lage sein, in eine Trance zu gehen?

Die Trance

Streng genommen gehen wir nicht in Hypnose, sondern in Trance.
Hypnose ist nur die Technik, die in eine Trance führt, und die Trance wiederum ist eine bestimmte Arbeitsweise unseres Gehirns.

Das Überraschende daran ist, das wir tagtäglich in Trancezuständen sind. Wir würden es meistens nicht als das definieren.

Unser Gehirn ist in der Lage, unterschiedlich zu arbeiten, und dadurch entstehen unterschiedliche Gehirnwellen. Trance ist außerdem ein Zustand, den man mit Hilfe eines EEG (ein Messgerät zur Darstellung von Hirnströmen) auch leicht erkennen kann.

Ich möchte dir an dieser Stelle einmal die unterschiedlichen Hirnwellen vorstellen und dir zeigen, wann sie natürlicherweise auftreten.

Gamma:	anspruchsvolle Tätigkeiten mit hohem Informationsfluss
Beta hoch:	Angst, Stress, gedankliche Überaktivierung
Beta mittel:	hellwach, normale bis erhöhte Aufmerksamkeit und Konzentration, nach außen gerichtet
Beta niedrig:	entspannte nach außen gerichtete Aufmerksamkeit
Alpha:	nach innen gerichtete Aufmerksamkeit, leichte Entspannung, geschlossene Augen
Theta hoch:	tiefe Entspannung, Meditation, Hypnose
Theta niedrig:	Einschlafen, Hypnose, Wachträumen
Delta:	Tiefschlaf und Trance

Wie du siehst, verändern sich unsere Hirnwellen je nach
dem, was wir gerade tun. Wenn wir schlafen, sind sie
anders, als wenn wir gerade einer Vorlesung folgen.
Auch alle Dinge, die wir tun, die uns entspannen wie
fernsehen, lesen oder Musik hören, sorgen dafür, dass
unsere Hirnwellen aus dem alltäglichen Beta Bereich in
Richtung entspanntem Alpha gehen.

Wir können also mit der Technik der Hypnose unser Gehirn
animieren, in einen Zustand der Trance zu gehen.

Der Grund, warum wir das überhaupt tun, ist die Tatsache,
dass wir besser an die Inhalte unseres Unterbewusstseins
kommen bzw. besser in der Lage sind, neue Inhalte in
unser Unterbewusstsein zu geben.

Unser Unterbewusstsein

Wenn ich dich jetzt fragen würde: "Was ist das
Unterbewusstsein?", dann würdest du wahrscheinlich sehr
viele Worte benutzen, um es zu beschreiben - aber so
richtig auf den Punkt kommen würdest du nicht.
Keine Sorge, das liegt nicht an dir. ;)
Es liegt am Unterbewusstsein. Denn dieser Begriff ist so
tiefgehend, dass wir uns schwer tun, ihn zu definieren.
Zunächst einmal kann man statt Unterbewusstsein auch
Unbewusstes sagen. Dies gibt uns schon einen besseren
Hinweis darauf, was sich dahinter verbirgt. Die
Tiefenpsychologie definiert das Unbewusste als einen
Bereich der menschlichen Psyche, auf den wir keinen
Zugriff haben, der uns unbewusst ist.

Der Grund, warum dieser Bereich, obwohl wir keinen direkten Zugriff auf ihn haben, so wichtig für uns ist, ist die schiere Größe, die er zu haben scheint.
Es gibt also diese beiden Instanzen: unser Bewusstsein (alles, was wir wissen) und unser Unterbewusstsein (das, was wir nicht wissen; das, was automatisch läuft).
Was meinst du, zu wieviel Prozent deines Alltags wirst du von diesem unterbewussten Autopiloten gesteuert?

Na? Schätz mal!

Hast du dich auf eine Zahl festgelegt?

Okay, wissenschaftlich möchte sich da niemand bisher gern festlegen, aber wir liegen nicht so falsch, wenn wir davon ausgehen, dass wir zwischen 80% und 90 % unbewussten Steuerungen unterliegen.

Ist diese Zahl nicht beeindruckend?

Um das noch etwas verständlicher zu machen, hilft uns das sogenannte Eisbergmodell.
Sicher weißt du, dass das Schiff "Titanic" aufgrund einer Kollision mit einem Eisberg gesunken ist. Das Problem bei diesen Eisbergen ist nämlich, dass man ihre Größe nicht wissen kann. Die Spitze des Eisberges ragt über die Wasseroberfläche, aber der weit größere Teil liegt unterhalb der Wasseroberfläche verborgen.
Das Eisbergmodell weist darauf hin, dass das Unterbewusstsein den Teil des Eisberges unter der Wasseroberfläche ausmacht, und der sichtbare Teil des Eisberges stellt unser Bewusstsein dar.

Wenn man dieses Modell nun nimmt, dann könnte man sagen, unser Alltag wird zu 80% - 90 % von unsichtbaren Kräften und Mechanismen gesteuert.

Im sichtbaren Teil befinden sich unter anderem:

- Zahlen, Daten, Fakten
- bewusste Ziele
- Gefühle
- Wünsche
- Informationen

Im unsichtbaren Teil befinden sich unter anderem:

- Ängste
- verdrängte Konflikte
- Triebe
- Bedürfnisse
- Motive
- Interessen
- Historie

Das Unterbewusstsein regelt auch unsere wichtigen Körperfunktionen wie Atmung, Herz-Kreislauf, Hormonhaushalt und die Organmuskulatur.

Dies sind alles Dinge, die einfach so ablaufen, ohne dass wir darauf Einfluss nehmen müssen.
Wir müssen nicht daran denken, noch schnell einen Atemzug zu machen. Das läuft dank unseres Unterbewusstseins automatisch ab.

Die Regel für das Unterbewusstsein lautet mal flapsig formuliert:

In ist, was drin ist.

Das Unterbewusstsein folgt keiner Logik. Es führt einfach nur aus.
Wenn sich also gewisse Verhaltensweisen bei dir etabliert haben, dann sind diese Automatismen in deinem Unterbewusstsein beheimatet.
Wenn wir hier mal wieder bei deinem Sofa und der Schokolade bleiben, dann heißt das: Dein Unterbewusstsein steuert diese Konditionierung und du hast keinen direkten Zugang, dies zu ändern.

Doch Rettung naht! Wie ich vorhin schon beschrieben habe, sind wir dank der Hypnose in der Lage, Einfluss auf das Unterbewusstsein zu nehmen.
Wir können uns anschauen, was drin ist, und wir können neue Inhalte einfügen.
Diese Verfahren nennen wir in der Hypnose "aufdeckend" oder "zudeckend".
Um eine Ursachenforschung zu betreiben, benötigt man ein aufdeckendes Verfahren, und dies macht man am besten bei einem Hypnotherapeuten.
Glaub mir, das geht einfacher, als wenn du unter Beteiligung deines Bewusstseins versuchst herauszufinden, wo der Hase im Pfeffer liegt.

Für ein zudeckendes Verfahren benötigst du keine Unterstützung, das sollte dir mit ein wenig Fleiß sehr gut allein gelingen.

Dazu möchte ich dir im nächsten Teil zeigen, wie diese Programme überhaupt in dein Unterbewusstsein kommen.

Nachahmen und wiederholen

Wenn wir auf die Welt kommen, gleicht unser
Unterbewusstsein einem großen Buch mit lauter leeren
Seiten. Naja, auch schon im Mutterleib wird etwas darauf
geschrieben, aber lassen wir es mal der Einfachheit halber
dabei.
Du kommst also auf die Welt und schon beginnst du,
Erfahrungen zu machen. Mit jeder Erfahrung schreibst du
etwas in dieses Buch. Und auch das, was dir andere
vermitteln, schreibst du in dein Buch. Dazu gehören z. B.
auch Regeln und ethische Werte. Dieses Buch ist dein
Unterbewusstsein.
Im weiteren Verlauf wird immer wieder abgeglichen, ob
das, was du erlebst, zu dem passt, was du aufgeschrieben
hast. Aus diesen vielen Mitschriften entsteht ein Regelwerk
für dein Leben. Darin findest du auch die Glaubenssätze,
die du im Teil 2 kennengelernt hast.

Alles, was du wiederholt erlebt oder gesagt bekommen
hast, was sich mit dem Inhalt dieses Buches gleicht,
bekommt einen sehr hohen Stellenwert. Ganz besonders
dann, wenn die Erfahrung sehr emotional war.
Wenn man das mal durch die Brille der Abnahme
betrachten möchte: Wenn dir schon damals vermittelt
wurde: "Du bist und bleibst unser Dickerchen", dann stehst
du bei deiner Abnahme vor einer ganz besonderen
Aufgabe.

Denn wir Menschen lernen durch Wiederholung und
Nachahmung.
Alles, was wiederholt gesagt, getan oder gedacht wurde,
wird in dein Unterbewusstsein programmiert.
Auf Basis dieser unbewussten Inhalte triffst du deine
Entscheidungen und noch mehr!

Dein Unterbewusstsein entscheidet maßgeblich über deine Filter, die du, wie du gelernt hast, bei der selektiven Wahrnehmung nutzt.
Dein Unterbewusstsein wurde also über die Jahre mit Inhalten gefüllt, die oft wiederholt wurden und die dir vorgelebt wurden.
Auf gut Deutsch: Die Wahrscheinlichkeit, dass du über Glaubenssätze, Haltungen und Gewohnheiten verfügst, die ursprünglich gar nicht zu dir gehörten, ist ziemlich groß!

Die gute Nachricht ist, dass wir unser Unterbewusstsein umprogrammieren können. Mit Inhalten und Regeln, die wir gerne haben möchten, die uns dabei helfen, gesund und schlank zu werden.

Es gibt einige Themen in Bezug auf das Essen, die im Unterbewusstsein beheimatet sind, die uns massiv im Weg stehen. Einige dieser Dinge möchte ich einmal exemplarisch hier aufführen, damit du noch besser verstehst, welche extrem große Rolle dein Unterbewusstsein bei deiner Abnahme spielt.

So könnten also einige Sätze lauten, die in dein Notizbuch namens Unterbewusstsein geschrieben wurden:

- Du musst immer aufessen.
- Ich darf nichts wegwerfen.
- Ich nehme nur schwer ab.
- Ich bin halt die Dicke.
- Es wird gegessen, was auf den Tisch kommt.
- Iss, was du kriegen kannst.
- Gesundes Essen schmeckt nicht.

Du siehst, worauf ich hinaus möchte?

Um deinen blockierenden Glaubenssätzen auf die Schliche zu kommen, hilft es, sich einmal daran zu erinnern, wie du aufgewachsen bist.
Was gesagt wurde zu Tisch. Oder welche Sätze immer wieder wiederholt wurden. Ich bin mir sicher, da ploppt der ein oder andere Glaubenssatz hoch.

Und nicht nur die permanente Wiederholung spielt eine Rolle bei unseren unbewussten Inhalten, auch die Nachahmung unserer Bezugspersonen speist diese Programme in unser Unterbewusstsein.

Wenn deine Eltern (oder andere soziale Bezugspersonen) immer aktiv waren und viel Sport getrieben haben, so wird auch dir das liegen. Es wurde dir sozusagen in die Wiege gelegt. Wenn deine Eltern ein Faible für besonders fettigen Schweinebauch haben, liegt es nahe, dass auch du nicht abgeneigt bist. Sicher, es gibt Ausnahmen, aber Fakt ist, wir Menschen lernen durch Nachahmung und Wiederholung. Und genauso gelangen auch unsere dickmachenden Verhaltensweisen in unser Unterbewusstsein.

Die schlechte Nachricht ist, dass wir diese Verknüpfungen, die sich auch auf neurologischer Ebene im Gehirn als Nervengeflechte zeigen, nicht einfach löschen können. Aber wir können andere Muster erzeugen, die stärker als die alten Muster sind. Und in dem Moment, wo die alten Muster nicht mehr genutzt werden, bauen sie sich neurologisch betrachtet wieder ab.

Um eine Veränderung unserer Ernährungs- und Bewegungsgewohnheiten zu erzielen, müssen wir also neue Muster in unser Unterbewusstsein programmieren. Wie man das macht, erfährst du im folgenden Kapitel.

Affirmation /Suggestion

Als Affirmation bezeichnet man einen Zielsatz. Also eine Aussage, die beschreibt, wie das Ziel ist. Das Gleiche gilt für die Suggestion. Der Begriff Suggestion ist der Hypnose zugehörig. Egal, ob du es nun Affirmation oder Suggestion bezeichnen möchtest, es ist quasi die Antithese zu deinen Glaubenssätzen.

Du kannst mit Suggestionen (ich bleibe einfach mal bei diesem Begriff) das Ziel oder den Weg beschreiben.

Ich gebe dir mal ein paar Beispiele:

Ziel Suggestionen:
- Ich wiege xy kg.
- Ich trage Kleidergröße xy.
- Ich haben einen Körperfettanteil von….

Weg Suggestionen
- Es fällt mir immer leichter, mich bewusst zu ernähren.
- Ich genieße regelmäßige Bewegung.
- ich bin gleichgültig gegenüber Süßem.

Ich denke, du siehst, worauf ich hinaus will. Du kannst sowohl mit der einen oder anderen Variante arbeiten. Meiner Erfahrung nach funktionieren Weg-Suggestionen aber etwas besser. Und das hat folgenden Grund:

Sobald wir etwas denken, wird der Inhalt dieses Gedankens mit dem Inhalt unseres Unterbewusstseins abgeglichen. Es ist fast so, als würde es da einen Türsteher zwischen

Bewusstsein und Unterbewusstsein geben, der entscheidet, ob der Gedanke reingelassen wird oder eben nicht.

Denn das ist die alleinige Aufgabe von Suggestionen. Sie sollen aus unserem Bewusstsein in unser Unterbewusstsein. Und am besten funktioniert das durch - wer hätte es gedacht - Wiederholung.

Der zweite Trick, wie man Suggestionen ins Unterbewusstsein bekommt, ist die Trance. Dieser Türsteher, von dem ich gerade sprach, den gibt es sozusagen wirklich. In der Hypnose bezeichnen wir ihn als kritischen Faktor. Er beäugt also sehr kritisch, was da gern ins Unterbewusstsein möchte und ob es in den Klub passt. Etwas platt gesagt: Wenn du einen unbewussten Glaubenssatz hast von: „Ich bin ein dickes Pummelchen", dann wird es relativ schwer sein, in den Klub zu kommen, indem deine Suggestion lautet: "Ich bin rank und schlank."

Während man in Trance ist, ist dieser Türsteher, sagen wir, etwas abgelenkt. Er ist nicht mehr ganz so kritisch und lässt den Gedanken herein.

Jetzt kannst du dir vorstellen, dass dein alleiniger Gedanke "Ich bin rank und schlank" gegen den vorherrschenden Gedanken
"Ich bin ein dickes Pummelchen" nicht ganz so eine große Chancen hat.

Das ist dann zu vergleichen mit zwei Waagschalen, wo die eine Seite schwerer wiegt, als die andere.
Es geht darum, den Umkehrpunkt zu finden, und in der Hypnose hilft uns dabei die Wiederholung.

Durch die Wiederholung des neuen Gedankens erzeugen
wir ein Gegengewicht.
Suggestionen sollten also möglichst häufig wiederholt
werden, damit wir sie glauben können und damit unser
Unterbewusstsein sie zu ihrer Regel macht.

Wenn wir also in Trance sind, geht es darum, diesen neuen
Gedanken über uns immer wieder vom Bewusstsein ins
Unterbewusstsein gleiten zu lassen.

Innere Bilder

Eine weitere Möglichkeit, um unser Unterbewusstsein mit neuen Regeln zu versorgen, ist unser Kopfkino. Unser Unterbewusstsein denkt in Bildern. Das zeigt sich besonders, wenn wir träumen. Es verarbeitet Informationen mit inneren Bildern.
Auch Erinnerungen werden als Bildmaterial abgespeichert. Wenn wir also unser Unterbewusstsein beeinflussen wollen, können wir neben Suggestionen auch innere Bilder benutzen.
Schau einfach, was für dich am besten funktioniert. Es gibt Menschen, die haben eine fantastische visuelle Vorstellungskraft und es gibt andere, die können sich besser vorstelle, wie etwas klingt oder sich anfühlt.

Du kannst nun mit Bildern von dir arbeiten und durch deine eigenen Augen erleben, was geschieht, wenn du schlank bist. Du kannst dir vorstellen, wie du auf der Waage stehst und dir ein bestimmtes Gewicht angezeigt wird oder wie du ein Kleidungsstück anziehst, was dir vielleicht früher mal gepasst hat. Oder wie du neue Kleidungsstück in deiner leichten Kleidergröße kaufst. Du kannst deiner Phantasie dort freien Lauf lassen.

Wie du weißt, regelt dein Unterbewusstsein auch deine Körperfunktionen. Und eben auch deinen Stoffwechsel. Du könntest dir in der Trance vorstellen, wie du in eine Art Schaltzentrale gehst und den Regler für den Stoffwechsel aufdrehst.
Lass dir etwas einfallen. Ein Bild, das für dich sehr stark ist und das dich gut fühlen lässt.

Und dann präge es deinem Unterbewusstsein ein, indem du es während der Trance immer wieder durchlebst.

Das Interessante daran ist nämlich, dass dein Gehirn
keinen Unterschied macht, ob du dir eine Sache nur
vorstellst oder ob du sie tatsächlich erlebst.
Es sind die gleichen Hirnareale aktiv. Für dein Gehirn und
somit für dein Unterbewusstsein wird diese Vorstellung als
Erfahrung abgelegt. Jetzt kommt es nur noch darauf an, die
Erfahrung oft genug zu wiederholen.

Deine Gefühle

Erinnerst du dich an deine erste große Liebe? An den
Moment, wo ihr euch das erste Mal geküsst habt? Versetze
dich mal in diese Erinnerung zurück. Ich bin mir sicher,
wenn du es versuchst, tauchen immer mehr Informationen
dazu auf. Wie hat dein Herz geschlagen? Warst du ganz
selbstbewusst oder hast du gezögert? Standet ihr direkt
zusammen und hattet ihr eure Arme umeinander
geschlagen? War es ein kurzer Kuss oder ein langer? Mit
Zunge oder ohne?

Mach das jetzt bitte einmal!

Und jetzt möchte ich dich bitten, an eine flüchtige
Bekanntschaft vielleicht von einer Party oder so zu denken.
Vielleicht eine Karnevalsknutscherei oder etwas Ähnliches.
Auch ihr habt euch geküsst. Versuche mal diese Erinnerung
an den ersten Kuss wiederherzustellen.

Probiere es jetzt aus!

Ich wette mit dir, den ersten Kuss hast du besser erinnert.
Und weißt du auch, warum? Weil er mit einem Gefühl
verbunden ist. Weil er eine emotionale Ladung in sich
trägt.

Wann immer wir einen Eindruck in unserem Inneren
hinterlassen wollen, sollten wir ein intensives Gefühl dabei
erleben.
Dass dieser Mechanismus funktioniert, sieht man allerdings
nicht nur an positiven, sondern auch an negativen
Erlebnissen.
Vielleicht hattest du mal einen Unfall oder hast einen
lieben Menschen verloren. Wenn du dich daran sehr gut
erinnern kannst, liegt es an der massiven emotionalen
Wucht, die dieses Erlebnis für dich hatte.

Wenn es darum geht, unser Unterbewusstsein
umzuprogrammieren, dann benötigen wir, um es
erfolgreich zu gestalten, auch eine gewisse emotionale
Wucht.

Wir sollten unsere Suggestionen und unsere inneren Bilder
an ein Gefühl binden. Und zwar an das Gefühl, was wir
haben werden, wenn wir unser Ziel erreicht haben.

Das kann für jeden ein anderes Gefühl sein. Aber meine
Klienten geben mir auf die Zielfrage für ihre
Gewichtsabnahme oft die gleichen Antworten.
Ich möchte:

- mich frei fühlen
- mich mögen
- ich möchte wieder in meine alten Sachen passen
- ich möchte mich nicht mehr abhängig fühlen
- ich möchte mich schön fühlen bei meiner Hochzeit
- ich möchte mich im Freibad nicht schämen

Gefühle sind sozusagen der Turboschalter für das Erreichen deines Ziels, wenn du mit Hypnose arbeitest. Eine Suggestion oder ein inneres Bild ist nur so gut, wie es von einer positiven Emotion begleitet wird.

Welches Bild erzeugt in dir die schönsten und intensivsten Gefühle? Welche Suggestion fühlt sich für dich am besten an? Lass dich dabei unbedingt durch nichts anderes leiten als deine guten Gefühle. Du kannst das beste Drehbuch für innere Filme haben, die wortgewandteste Suggestion, solange sie nicht gleichzeitig ein gutes Gefühl in dir auslösen, sind sie nicht richtig für dich.
Du darfst dabei gern ein wenig herumprobieren.

Am einfachsten ist es, wenn du dir überlegst, wie du dich fühlen möchtest, wenn du abgenommen hast. Was versprichst du dir davon? Vielleicht fühlst du ein Gefühl des Triumphes oder der Stärke. Vielleicht fühlst du dich stolz? Ganz ega,l was es für dich ist, suche dir eine Referenzerfahrung.
Wann hast du dich schon mal so gefühlt?
Gab es schon einmal eine Erfahrung in deinem Leben, wo du dich so ähnlich gefühlt hast. Gehe dann ganz in diese Erinnerung hinein. Etwa so wie in den ersten Kuss. Und dann verbinde dieses Gefühl mit deinem Ziel, schlank zu sein. Mit deinen inneren Bildern und Sätzen dazu.
Mach es so lebendig wie nur möglich.

Wann immer du einem Tagtraum folgst, der dich gut fühlen lässt, bist du schon auf genau dem richtigen Weg.
Es geht hier nicht um Raketenwissenschaft. :) Stell dir einfach vor, wie gut du dich fühlst, wenn du dein Ziel erreicht hast. Etwa so, wie sich ein kleines Kind seine Weihnachtsgeschenke vorstellt. Damit machst du deine Ziele magnetisch und du bist und bleibst viel motivierter dabei, dein Ziel zu erreichen. Ganz nebenbei setzt du neue selektive Filter, die dir helfen werden, die richtigen Entscheidungen über deine Ernährung und deine Bewegung zu treffen.

Gefühle verankern

Wie du weißt, ist einer der größten Abnahme-Stolpersteine unsere Ungeduld. Wir wollen nichts weiter, als endlich am Ziel unserer Träume anzukommen. Wir können nur schlecht aushalten, noch nicht da zu sein.
Wenn du deine Ziele durch Gefühle magnetisierst, könnte es auf den ersten Blick den Anschein haben, dass du dadurch noch ungeduldiger wirst. Aber das Gegenteil ist der Fall. Du hast bereits gelernt, dass das Gehirn nicht unterscheidet zwischen Vorstellung und echtem Erleben. Wenn du also immer wieder emotional mit deinem Ziel Kontakt aufnimmst, dann fühlt es sich so an, als würde es tatsächlich schon so ein. Du machst die Erfahrung, schlank zu sein bzw. dich gut zu ernähren und dich regelmäßig zu bewegen. Dadurch wird sich auch deine Ungeduld verringern.
Manches Mal kannst du auch an deinem Ziel arbeiten, ohne dabei in Trance zu gehen. Dazu kannst du einfach mal deine inneren Bilder herausholen, wenn du an der roten

Ampel wartest oder an der Kasse im Supermarkt. Auch deine Suggestionen kannst du immer wieder über den Tag verteilt vor dir her denken. Wenn du das noch unterstützen möchtest, kannst du mit sogenannten Ankern arbeiten.

Ein Anker ist nichts anderes als eine Konditionierung. Also das, was der Herr Pawlow mit den Hunden und der Glocke nachgewiesen hat.

Wann immer du dein Super-Ziel-Gefühl spürst, kannst du eine andere Handlung dazu ausführen. Du könntest den Daumen und Zeigefinger deiner rechten Hand zusammendrücken, du könntest mit der Hand über dein Knie reiben, du kannst auch ein Wortanker benutzen wie "Glück" oder "Freude", einfach ein Wort, das das Gefühl ziemlich gut beschreibt.

Egal, wie dein Anker aussieht, ob es ein Wort ist, eine Geste, ein Geruch oder eine bestimmte Farbe - sobald du ein Gefühl mit einer anderen Sache verbindest, entsteht eine Verbindung, die von beiden Seiten aus funktioniert. Wann immer du nun deinen Anker im Alltag ausführst, aktivierst du dieses Gefühl wieder. Je häufiger du diesen Anker aufbaust, desto intensiver wird er.

Wenn du dieses Gefühl in Verbindung mit deinem Ziel bringst, machst du dir deine Abnahme auf vielen Ebenen enorm leichter.

1. Du umgehst ein Gefühl der Ungeduld.
2. Du schärfst deine Filter auf Dinge, die deine Abnahme unterstützen.
3. Du prägst deinem Unterbewusstsein immer häufiger dein Ziel ein und programmierst es damit um.
4. Du fühlst dich gut auf dem Weg zu deinem Traumgewicht.
5. Du etablierst neue Glaubenssätze über die Aktivierung deines Ankers.

Also nutze diese Kleinigkeit, um deine guten Gefühle durch Anker in deinen Alltag zu ziehen. Sie werden es dir so viel leichter machen, dein Gewichtsziel zu erreichen.

Die Struktur der Hypnose

Ob Suggestionen oder innere Bilder, all diese Techniken funktionieren am besten, wenn man sie in Trance durchführt. Der Grund besteht in der erhöhten Suggestibilität oder anders ausgedrückt: im Ablenken deines inneren Türstehers.

Wie kommt man denn nun in die Trance? Wie funktioniert das mit der Selbsthypnose.

Zunächst möchte ich dich nochmals daran erinnern, dass eine Trance ein sehr natürlicher Zustand ist, den wir tagtäglich mehrfach durchleben. Du musst hier also keine Heldenaufgabe bewältigen.

Und dennoch wirst du vielleicht ein wenig üben müssen. Das liegt auch in der Natur der Hypnose begründet, die dich in eine Entspannung führt. Wenn wir genau beobachten, was gerade alles so passiert in unserem Körper oder vor der Haustür, können wir uns damit manchmal im Weg stehen.
Wir beschäftigen unser Bewusstsein damit mehr, als es uns guttut, um ans Unterbewusstsein heranzukommen. Also gibt dir Zeit.

Die erste Möglichkeit, in Trance zu kommen, ist natürlich die Hypnose, die es zu diesem Buch gibt. Ich würde dir tatsächlich empfehlen, die ersten drei bis fünf Mal diese MP3 zu nutzen, um deinem Körper zu zeigen, wo die Reise hingehen soll. Du schaffst dir also Referenzen, die du nutzen kannst, wenn du später in die Selbsthypnose möchtest.

Dann möchte ich dir noch drei weitere Möglichkeiten vorstellen, die für die meisten Menschen sehr gut funktionieren, um in die Trance zu gehen.

Prinzipiell ist eine Hypnose allerdings in einige Schritte aufgeteilt.

1. Einleitung
2. Vertiefung
3. Suggestion & Visualisierung
4. Ausleitung

Es geht also in Schritt 1 darum, überhaupt erstmal eine Trance zu erzeugen. Diese kann ganz leicht sein. Der Einstieg liegt immer im Alpha-Bereich. Also eine leichte

Entspannung, bei der die Aufmerksamkeit nach innen gerichtet ist und die Augen geschlossen sind.

Danach beginnt die Reise in die Tiefe. Dabei solltest du mehr nach innen und unten gehen, also in deine eigene Tiefe.
Dies dient einerseits dazu, dass deine Trance tiefer wird, aber auch dazu, dass sie stabiler wird. Denn eine Trance verläuft in Wellen. Es wird immer mal einen Moment geben, in dem deine Aufmerksamkeit mal mehr oder mal weniger tief ist.
Um eine Stabilität zu erreichen, ist es dann eben nötig, sich fürs Erste in einer mittleren Trancetiefe zu bewegen, damit man, wenn die Welle sich nach oben bewegt, nicht aus der Trance heraustritt.

Sobald du deine Trance stabilisiert hast, kannst du mit deinen inneren Bildern und Suggestionen beginnen und natürlich mit deinem guten Gefühl.
Sei da kreativ. Spinn rum. Träume groß. Und genieße.
Du wirst spüren, es fühlt sich großartig an.

Nach diesem Teil kannst du dich wieder ausleiten. Dies funktioniert am besten, indem du eine Zahl festlegst, bei der du wieder ins Hier und Jetzt zurückkehren möchtest, und dann innerlich bis zu dieser Zahl zählst.

Und das war es auch schon. Wie gesagt, mach dir keine Gedanken, ob du das richtig machst. Sobald du entspannt bist bei deiner Hypnose und ein gutes Gefühl erzeugen kannst, bist du genau richtig. Die Tiefe der Trance entwickelt sich dann durch die Wiederholung.

Hier kommen nun die drei Möglichkeiten, um dich in eine Selbsthypnose zu bringen:

Body Scan

Die 1. Methode, die ich dir vorstellen möchte, um in Selbsthypnose zu kommen, ist der Body Scan.

Bevor du mit dem eigentlichen Body Scan beginnst, leitest du die Trance ein.

Du suchst dir dazu einen ruhigen Ort, an dem du nicht gestört wirst.
Setze oder lege dich dort hin.

Dann suchst du dir einen Punkt an der Wand oder der Decke, auf den du dich eine Weile konzentrierst.
Das dient der Aufmerksamkeit und sorgt dafür, dass deine Augen müde werden und du die Augen schließen möchtest.

Dann schließt du deine Augen und konzentrierst dich für eine Weile auf deinen Atem. Lass den Atem tief in deinen Bauch fließen. Du musst ihn dazu nicht unbedingt steuern, es reicht wenn du ihn beobachtest.

Damit ist deine Einleitung schon erledigt. Deine Aufmerksamkeit ist nach innen gerichtet und deine Augen sind geschlossen. Du bist auf einem guten Weg in den Alphazustand.

Um diesen noch tiefer werden zu lassen, folgt nun eine Vertiefung.
In diesem Fall der Body Scan.
Dazu konzentrierst du dich nacheinander auf einzelne Körperteile .
Du benennst jedes Körperteil einzeln und denkst:

"Der linke Fuß kann sich jetzt entspannen"

Das sagst du zwei Mal und spürst nach.
Danach gehst du zum nächsten Körperteil über.

Wenn du dich dabei immer entspannter fühlst, bist du auf
einem sehr guten Weg. Vergiss nicht, es geht nicht darum,
irgendwie "weggetreten" zu sein!
Dass du in einer Trance noch denken kannst, ist normal
und sinnvoll!
Ansonsten könntest du nämlich nicht mehr darüber
nachdenken, wie deine Suggestion lautet.

Im dritten Schritt beginnst du mit deinen Suggestionen,
Bildern, inneren Filmen und Gefühlen. Du weißt ja
mittlerweile, wie. Und wenn du dies ein paar Mal
wiederholt hast, beginnst du mit der Ausleitung, die wie
folgt lauten kann:

"Ich zähle jetzt bis 3 und bei der 3 bin ich wieder
vollkommen zurück im Hier und Jetzt.
1. ich werde immer wacher
2. werde immer munterer
3. öffne die Augen"

Das kannst du denken oder sprechen, wie es dir gefällt.

Die 2. Methode, dich in Selbsthypnose zu bringen, ist eine ganz klassische Einleitung mit Vertiefung.
Dazu leitest du dich wie gehabt mit der Konzentration auf einen bestimmten Punkt ein.
Anschließend vertiefst du deine Trance über das Zählen.

"Ich werde jetzt bis 10 Zählen und mit jeder Zahl gehe ich immer tiefer in die Entspannung.

1. immer mehr entspannt
2. tiefer und ruhiger
3. immer tiefer und ruhiger
4. Entspannung breitet sich in mir aus
5. tiefe Ruhe erfüllt mich
6. tiefer und tiefer
7. jeder Atemzug verdoppelt meine Entspannung
8. doppelt so tief
9. entspannt
10. absolut ruhig"

Du musst dir das nicht merken. Du kannst auch bei jeder Zahl einfach nur das Wort "tiefer" denken. Schau einfach, was dir gefällt und was für dich am besten funktioniert.

Nach deiner Vertiefung kannst du dann wieder mit Suggestion/Visualisierung und guten Gefühlen beginnen.

Danach folgt die Ausleitung.

Pica-Pica-Atmung

Die 3. Methode, dich in die Selbsthypnose zu bringen, ist
die sogenannte Pica-Pica-Atmung. Pica meint damit die
Spitze, also unseren Kopf und unserer Füße.
Dabei beginnst du wieder mit dem Fokus auf einen Punkt
an der Wand oder Decke und schließt die Augen.

Deine Vertiefung besteht dieses Mal aus einer bestimmten
Atmung.
Stell dir dabei vor, dass du durch deine Schädeldecke
einatmest wie ein Walfisch, der ein Loch im Kopf hat, und
dass du mit den Fußsohlen ausatmest.
Beim Einatmen schaust du hinter den geschlossenen
Augenlidern nach oben Richtung Schädeldecke und beim
Ausatmen schaust du hinter den geschlossenen
Augenlidern nach unten Richtung Füße.

Du wirst feststellen, dass dies irgendwann ziemlich
anstrengend wird. Wenn das der Fall ist, höre einfach auf
damit und atme weiter, in dem du nur noch deine
Aufmerksamkeit nach oben und unten richtest.

Nach einer Weile kannst du einfach nur ein wenig die Ruhe
genießen, bevor du zu deinen Bildern, Suggestionen und
Gefühlen übergehst.

Danach folgt die Ausleitung.

Dauer

Wie lange du deine Selbsthypnose machst, bleibt dir
überlassen. Ich möchte dich nur auf einige Dinge
hinweisen.

In der Trance hat man oftmals kein genaues Zeitgefühl
mehr. Wir können dann schwer einschätzen, ob wir schon
30 Minuten in der Trance sind oder erst 10 Minuten. Wenn
du keine weiteren Termine hast, ist das kein Problem.
Wenn du jedoch noch etwas vorhast, stell dir einfach einen
Wecker.

Eine weitere Besonderheit besteht darin, dass du in Trance
näher am Schlaf bist als am Wachzustand. Auch hier gilt,
stell dir einen Wecker, falls du noch etwas vorhast. Es
könnte sein, dass du einschläfst oder in die Tieftrance
rutschst (keine Angst, das nicht schlimm - im Gegenteil, das
ist ein sehr regenerativer Zustand).
Dies trifft häufig zu, wenn man gerade sowieso müde ist
oder wenn man schon sehr oft in Trance gewesen ist. Denn
je häufiger wir uns in der Trance befinden, desto besser
sind wir in der Lage, auch in tiefere Trance-Ebenen
vorzudringen.

Um die Selbsthypnose zu einer Gewohnheit werden zu
lassen, würde ich dir empfehlen, lieber kurze aber dafür
häufigere Einheiten durchzuführen.
Du wirst einen besseren Effekt erzielen, wenn du zwei Mal
am Tag für fünf bis zehn Minuten in Trance gehst, als wenn
du es nur einmal in der Woche für eine Stunde machst.
Außerdem verbessern diese häufigen Wiederholungen
deine Trance-Fähigkeit. Und wie du weißt, übernimmt

unser Unterbewusstsein die Inhalte am leichtesten, die
häufig wiederholt werden.

Woran erkenne ich, ob ich in Trance bin?

Manchmal ist es frustrierend in der Praxis. Ich erkläre sehr
genau, was eine Trance ist und auch wie sie sich anfühlt,
und obwohl die Hypnose funktioniert, denken die
Menschen häufig immer noch, dass sie nicht „weit genug
weg" waren.
Das ist wohl das Los von uns Hypnotiseuren: Ein Großteil
unserer Arbeit besteht aus Aufklärung. Und dennoch
schaffen wir es oft nicht, die Bilder und Erwartungen aus
den Köpfen der Menschen zu bekommen, mit denen sie in
die Praxis kommen.

Da kann man sich den Mund fusselig reden, dass man als
Hypnotisand nicht irgendwie weggetreten ist, sondern dass
man alles mitbekommt.
Sobald so mancher Klient nach der Ausleitung wieder im
Hier und Jetzt auftaucht, bringt er ein kleines Fragezeichen
mit, ob er denn auch "richtig in Hypnose" war.

Spätestens wenn er im Alltag bemerkt, das die Hypnose
funktioniert hat. Das ihm Süßigkeiten egal sind, dass er
auch einen halbvollen Teller stehen lassen kann und mehr
Lust auf Bewegung hat, ist aber klar das die Hypnose
offensichtlich doch funktioniert hat.

Der Grund dafür das die Erwartungen nicht die Realität
treffen ist unter anderem, dass Trance wie schon erwähnt

ein ganz natürlicher Zustand ist. Wir kennen diesen Zustand. Er ist nicht neu für uns.

Und doch gibt es einige Anzeichen die man wahrnehmen kann, wenn man in Trance ist:

- Der Körper fühlt sich sehr schwer an
- Man entwickelt eine gewisse Lethargie, wenn man sich z.B. irgendwo kratzen müsste hat man keine Lust darauf
- Man muss häufiger schlucken. Der Körper entspannt sich, die Gefäße weiten sich und dadurch wird mehr Speichel in den Mund befördert
- Die Atmung ist tief und ruhig
- Manchmal zuckt ein Körperteil, ähnlich wie wenn man einschläft
- Durch die Entspannung entstehen Geräusche im Bauchraum

Wenn du also in Selbsthypnose gehst und dir nicht sicher bist, ob du schon tief genug bist, damit dein Unterbewusstsein Suggestionen aufnimmt, halte doch mal nach diesen Symptomen Ausschau.
Wenn du etwas davon feststellst, brauchst du dir nicht mehr länger darüber Gedanken zu machen und kannst dich mit deine Suggestionen, Bildern und Gefühlen beschäftigen.

Solltest du dennoch das Gefühl haben noch nicht da zu sein, wo du sein müsstest, dann vertiefe einfach noch ein Weilchen weiter.

Fremdhypnose und Selbsthypnose

Viele meiner Klienten berichten mir, dass sie Schwierigkeiten haben die gleiche Trancetiefe per Selbsthypnose zu erreichen im Vergleich zu der Tiefe, die sie durch mich erreichen.
Das ist völlig normal. Eine Selbsthypnose ist selten so tief wie eine Fremdhypnose und das ist absolut in Ordnung.
Der Grund besteht darin, dass wir während der Selbsthypnose noch unser Bewusstsein aktivieren um zu denken und unsere Bilder und Suggestionen zu strukturieren, während wir diese in der Fremdhypnose praktisch auf dem Silbertablett geliefert bekommen.
Dies tut aber dem Erfolg keinen Abbruch, denn auch in einer leichten Trance werden Suggestionen etc. sehr gut angenommen.

Blockaden

Kurz vor Schluss möchte ich noch eine Sache ansprechen, die mir sehr am Herzen liegt.
Es gibt Menschen, die sehr viel Aufwand betreiben und trotzdem nicht vorwärtskommen. Die immer wieder gegen dieselbe Wand aus alten Verhaltensweisen rennen und einfach nicht dagegen ankommen.

Wenn du zu diesen Menschen gehörst, lass dir gesagt sein das dieses Verhalten für dich wahrscheinlich sehr frustrierend ist aber auf einer tieferen Ebene deiner Psyche einen Sinn ergibt.
Irgendwann war diese Strategie für dich einmal sinnvoll.
Du hast sozusagen einen Vorteil von diesem Verhalten auch wenn du es am liebsten zum Mond schießen würdest.

Wenn du solch eine Blockade bei dir entdeckst, dann ist
der kürzeste Weg dir dafür Hilfe zu suchen. Such dir einen
Coach oder einen Therapeuten mit dem du dieses
Verhalten aufdecken kannst.
Ich würde dir dazu natürlich immer Hypnose empfehlen
aber es gibt auch andere wunderbare Möglichkeiten wie
EMDR oder Klopfakupunktur, mit denen du diese Blockade
aus dem Weg räumen kannst.
Es wäre einfach schade, wenn du nicht vorwärts kommst
obwohl du es so sehr möchtest. Es ist frustrierend und
unbefriedigend in solch einem Muster festzuhängen.
Vorallem weil du nichts dafür kannst! Du bist nicht
willensschwach oder nicht nicht gut genug. Solche
Gedanken kannst du gleich wieder loslassen.
Lass nicht zu, das eine solche Blockade in deinem Kopf als
unlösbares Problem dasteht. Es ist lösbar! Und das
wahrscheinlich sogar sehr gut.

Zum Abschluss

Liebe Leserin, lieber Leser,

ich freue mich, dass du diese spannende Reise mit mir
gemeinsam begonnen und offensichtlich auch zu Ende
gebracht hast.
Ich wünsche mir für dich, dass du nun in die Umsetzung
gehst. Du hast nun das beste Werkzeug der Welt und das
nicht nur auf Ebene der Ernährung, sondern auch auf
psychischer Ebene. Du wirst feststellen, wieviel einfacher
das Abnehmen nun für dich sein wird.

Ja, es wird auch mal Momente geben wo du stolperst.
Na und? Dann stehst du einfach wieder auf und machst
weiter.
Ich bin überzeugt, dass du das schaffst.

Wenn ich dir bei deinem Weg noch irgendwie behilflich
sein kann, schau doch einfach einmal auf meine Webseite:

www.avicosa.de

Und nun, ran an den Speck!
Ich wünsche dir von Herzen alles Gute!

Deine Anja Winkelmann

**PS: Bitte sei so lieb und hol mir ein paar Sterne vom
Himmel und bring sie zu Amazon, indem du dieses Buch
bewertest. Vielen Dank dafür! *******

Über die Autorin

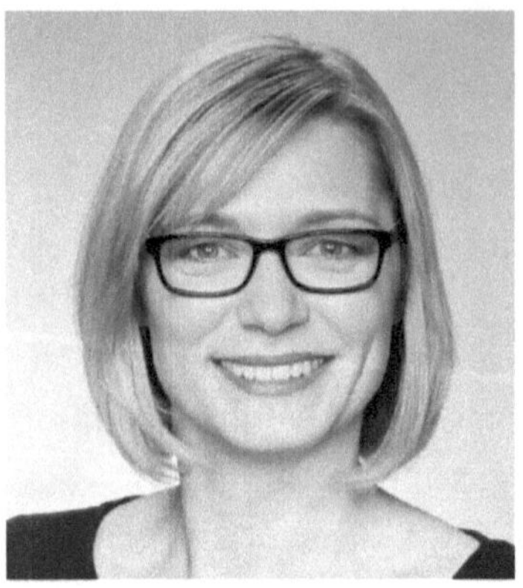

Anja Winkelmann betreibt seit fast 10 Jahren eine Praxis
für Psychotherapie und Coaching. In dieser Zeit hat sie
tausenden von Menschen geholfen Veränderungen für Ihr
Leben umzusetzen.

Als Buchautorin hat sie die Mission ihr Wissen und die
extrem wirksame Methode Hypnose zu verbreiten, damit
möglichst viele Menschen davon profitieren können.

Ihre Herzensangelegenheit ist die Veränderung. In der
Arbeit mit Ihren Klienten erfüllt sie am meisten, wenn
Menschen über sich hinauswachsen und staunen, wozu sie
in der Lage sind, wenn sie sich erlauben sie selbst zu sein.